Daniel Schaputtis · Hilfe, ich bin Krankenpfleger!

Daniel Schaputtis

Hilfe, ich bin Krankenpfleger!

Weimarer Schiller-Presse

FRANKFURT A.M. LONDON NEW YORK

Die neue Literatur, die – in Erinnerung an die Zusammenarbeit Heinrich Heines und Annette von Droste-Hülshoffs mit der Herausgeberin Elise von Hohenhausen – ein Wagnis ist, steht im Mittelpunkt der Verlagsarbeit. Das Lektorat nimmt daher Manuskripte an, um deren Einsendung das gebildete Publikum gebeten wird.

Bibliografische Information der Deutschen Nationalbibliothek
Die Deutsche Nationalbibliothek verzeichnet diese Publikation in der Deutschen Nationalbibliografie; detaillierte bibliografische Daten sind im Internet abrufbar über http://dnb.d-nb.de.

Titelbild: iXimus/Pixabay & Markus Winkler/Pixabay
Lektorat: Alexandra Eryiğit-Klos

Websites der Verlagshäuser der Frankfurter Verlagsgruppe:

www.frankfurter-verlagsgruppe.de
www.frankfurter-literaturverlag.de
www.frankfurter-taschenbuchverlag.de
www.public-book-media.de
www.august-von-goethe-literaturverlag.de
www.fouque-literaturverlag.de
www.weimarer-schiller-presse.de
www.deutsche-hochschulschriften.de
www.deutsche-bibliothek-der-wissenschaften.de
www.haensel-hohenhausen.de
www.prinz-von-hohenzollern-emden.de

Gedruckt auf säurefreiem, alterungsbeständigem Papier, hergestellt aus chlorfrei gebleichtem Zellstoff (TcF-Norm).

Printed in the EU

ISBN: 978-3-8372-2426-9

Ein Unternehmen der
FRANKFURTER VERLAGSGRUPPE GMBH
Mainstraße 143
D-63065 Offenbach
Tel. 069-40-894-0 • Fax 069-40-894-194
E-Mail: lektorat@frankfurter-literaturverlag.de

Zum Autor: Der Autor dieses Buches ist 47 Jahre alt, hat seine Ausbildung zum Krankenpfleger von 1990–1993 absolviert und diesen Beruf (bis auf eine Unterbrechung von einem Jahr als Soldat, in der er als Sanitätssoldat über mehrere Monate ebenfalls in der Pflege tätig war) bis heute ausgeübt. Auch nach all den „Höhen und Tiefen" des Berufes und mittlerweile 30 Jahren in diesem Beruf hegt der Autor bislang keine Ambitionen, sich beruflich umzuorientieren. Der Autor möchte mit diesem Buch Einblicke in die Welt der Pflegeberufe geben und auch teilweise auf Missstände in dieser Berufsgruppe und dem deutschen Gesundheitssystem aufmerksam machen.

Inhalt

Vorwort

Ich glaube nicht, dass es noch sehr viele andere Berufsgruppen gibt, in denen man so häufig Sätze zu hören bekommt wie: „Sie müssten doch eigentlich schon ganze Bücher füllen können, mit dem, was Sie hier so alles erleben!“. Die Rede ist hier von der Berufsgruppe der Pflegeberufe. Kuriositäten, „Verrücktes“, Schicksalhaftes, „Verwirrtes“, der ganz „normale Wahnsinn“ und das ganze „Auf und Ab“ des Lebens gehören in dieser Berufsgruppe zum Alltag.

Bei diesem Buch sollten keine Erwartungen in Bezug auf Strukturiertheit, Linearität oder Ähnliches gestellt werden. Diese Punkte sind in dieser Berufsgruppe (in Bezug auf Erlebnisse und unvorhersehbare Ereignisse) Fremdwörter. Im Alltag in diesem Beruf gibt es einfach keine klaren Linien, vorhersehbare Situationen oder absolut planbare Momente. Somit mag dieses Buch auch ein wenig „chaotisch“ geschrieben erscheinen. Dies ist aber beabsichtigt und soll nur umso mehr verdeutlichen, wie unvorhersehbar und facettenreich dieser Beruf ist.

Ursprünglich hatte ich geplant, einfach nur ein lustiges Buch zu schreiben, in dem die „Highlights“ aus rund 30 Jahren im Beruf des Krankenpflegers beschrieben werden. Leider erlaubt es die heutige Zeit nicht mehr, einfach ein Buch gefüllt mit lustigen Kurzgeschichten und Erlebnissen in einem Krankenhaus zu schreiben. Dies soll unbedingt ein Teil des Buches sein. Allerdings erlaubt es das heutige Gesundheitssystem (und die Politik in Deutschland) nicht mehr, auf gewisse Umstände nicht aufmerksam zu machen! Auch dies soll ein Teil des Buches sein …

Allgemeines

Um sich ein Bild von dieser Berufsgruppe machen zu können, sollte man sich einmal kurz vor Augen halten, welche Voraussetzungen man für einen solchen Beruf mitbringen sollte:

– die Fähigkeit zum Umgang mit SÄMTLICHEN Charaktertypen, die diese Welt so zu bieten hat
– die Geduld, mit sehr langsamen Menschen umzugehen
– eine Menge Optimismus
– den Hang zur Objektivität!
– Kommunikationsfähigkeit mit Menschen, die der eigenen Sprache nicht mächtig sind
– Verständnis für „Dinge, die nicht da sind“!
– keinen schwachen Magen!
– im Optimalfall: Nerven aus Stahl!
– und vieles mehr …

Verhaltensregeln für Patienten

Zu Beginn der Verhaltensregeln für Patienten sollten erst einmal ein paar „Missverständnisse“ aus der Welt geschafft werden.

Hierzu sollte man sich einfach mal einiger Tatsachen bewusst werden. Bevor ich erörtern möchte, was ein Krankenhaus IST, sollte ich vielleicht erst einmal klären, was ein Krankenhaus NICHT IST!

– KEIN Hotel!
– KEIN Restaurant!
– KEINE Bar und auch KEINE Eigentumswohnung!

Gleich zu Beginn sollte auch schon einmal geklärt werden, was Krankenschwestern und Krankenpfleger NICHT sind!

– KEINE „Mäuschen“!
– KEINE Zeitvertreiber!
– KEINE Stewardessen und auch KEINE Servicekräfte für nicht medizinische Angelegenheiten!

Das Gleiche gilt übrigens auch für Ärzte.

Das Personal zu schlagen, zu kratzen, zu beißen oder auch anzuspucken, wird in Krankenhäusern grundsätzlich NICHT gerne gesehen!

Auch ein deutlich unangebrachter Umgangston dem Personal gegenüber sorgt nicht unbedingt dafür, dass man als Patient mit größerer Sympathie behandelt wird!

Wenn Ihnen (falls Sie eines Tages mal als Patient in einem Krankenhaus liegen sollten) morgens eine Krankenschwester oder ein Krankenpfleger ohne ein Lächeln im Gesicht oder mit einem nicht allzu begeisterten Gesichtsausdruck über den Weg läuft, dann liegt der Grund oft darin, dass sich im vorherigen Patientenzimmer vermutlich mal wieder ein Patient nicht an diese Verhaltensregeln gehalten hat. Bitte haben Sie in einem solchen Fall Nachsicht.

Würden nur diese (bislang wenigen) Verhaltensregeln berücksichtigt werden, wäre dieser Berufsgruppe ein wirklich großer Gefallen erwiesen …!

„Die Klingel"

Ein weiteres Missverständnis ist die Bedeutung der „Klingel". In Wirklichkeit heißt diese Vorrichtung mit einem Knopf Schwestern-NOTRUF!

Bei starken Schmerzen, in lebensbedrohlichen Situationen oder sonstigen akuten Situationen ist dieser Knopf unabdingbar. Allerdings sollte man sich vor dem Nutzen dieses Knopfes gelegentlich Gedanken machen, ob es sich tatsächlich um eine Notfallsituation handelt. Ein Patient, der mehrmals täglich den Weg vor das Krankenhausgebäude auf sich nimmt, um dort eine Zigarette zu rauchen, muss den Notruf nicht betätigen, um sich vom (wenige Meter vom eigenen Zimmer entfernten) Getränkewagen eine Flasche Wasser bringen zu lassen!

Des Weiteren ist es auch nicht zweckmäßig, diesen Notruf (eine Minute nachdem die letzte Pflegekraft das Zimmer erst verlassen hat) zu nutzen, um zu fragen, wie spät es ist.

An dieser Stelle möchte ich die Gunst der Stunde dazu nutzen, um kurz auf ein wichtiges Detail der Klingelanlagen in Krankenhäusern einzugehen: Wenn eine Pflegekraft ein Patientenzimmer betritt, drückt sie beim Betreten des Zimmers einen Knopf („Anwesenheit" genannt). Nun leuchtet vor dem Zimmer ein Licht, welches für die Kollegen sichtbar macht, in welchem Zimmer sich die Pflegekraft befindet.

Wird nun (also während eine Pflegekraft in einem Zimmer ist) im gleichen Zimmer der Notruf betätigt, löst das einen Großalarm aus, welcher sofort das gesamte Stationspersonal losrennen lässt, in der Annahme, eine Reanimation starten zu müssen oder einen schwer gestürzten Patienten akut versorgen zu müssen. Wenn dann plötzlich drei Pflegekräfte und mindestens ein Arzt im Zimmer erscheinen, sollte man sich vielleicht fragen, ob die Uhrzeit gerade wirklich so wichtig ist oder ob man nicht einfach die ohnehin im Raum befindliche Pflegekraft hätte fragen sollen …

Für alle, die es vielleicht noch nicht mitbekommen haben sollten: Die Personalsituation in Krankenhäusern ist prekär!

Das Phänomen „Patientenhemd“

Eine erstaunliches Phänomen, das immer wieder zu beobachten ist, steht klar im Zusammenhang mit den „Flügelhemden“ in Krankenhäusern. Zu Untersuchungen einbestellte Patienten betreten die Station in ihrer privaten Kleidung. Sie sind oft mobil und selbstständig, bedürfen keinerlei Hilfe oder Unterstützung. JETZT kommt der Moment! Man gebe einem Patienten vor seiner Untersuchung ein Flügelhemd. Sobald dieses Hemd angezogen wurde, verwandelt es einen Menschen unmittelbar in einen „Patienten“! Diese (eben noch) selbstständigen Menschen können plötzlich nicht mehr aufstehen, wollen wissen, wie spät es ist, oder müssen sich den heruntergefallenen Kugelschreiber für das Kreuzworträtsel aufheben lassen …

Wobei diese Flügelhemden aber auch durchaus Vorteile haben. Durch ihren ungünstigen Schnitt lassen sich zum Beispiel verwirrte Patienten auf dem Stationsflur oft schon an ihrem Hinterteil identifizieren …

Der Patient vs. die Pflegekraft

Genauer betrachtet sind die jeweiligen Möglichkeiten und Rechte zwischen Patienten und Pflegepersonal sehr ungerecht. Der Patient „genießt“ alle Rechte, kann sich mal danebenbenehmen und hat die Möglichkeit, sich über das Pflegepersonal zu beschweren.

Das Pflegepersonal hat dagegen allerdings praktisch keinerlei Handhabe! Es gibt weder eine Stelle, an der man sich über Patienten beschweren könnte, noch darf man zurückschlagen, zurückspucken oder zurückpöbeln. An dieser Stelle treten Gesetze wie: „Wie man in den Wald hineinruft, so schallt es auch wieder heraus“ für gewöhnlich außer Kraft.

Aus dieser Tatsache heraus entstehen oftmals sehr ungerechte Situationen.

Was ist denn nun ein Krankenhaus?

Nachdem nun schon festgestellt wurde, was ein Krankenhaus *nicht* ist, sollte man sich der Frage zuwenden, was ein Krankenhaus denn eigentlich ist.

Ein Krankenhaus ist ein Ort, an dem kranke Menschen behandelt werden (sollten), deren Erkrankung eine ambulante Therapie nicht mehr zulässt. Ein Krankenhaus verfügt (in aller Regel) auch über einige ambulante Einrichtungen. Allerdings gilt das Vorangegangene für Patienten, die einen stationären Aufenthalt benötigen. Der PRIMÄRE Zweck eines Krankenhauses besteht also in der medizinischen Versorgung schwer erkrankter Menschen. Um noch mal darauf zurückzukommen: Es handelt sich nicht um einen Kurort. Es dient nicht der kulinarischen Abwechslung und hat auch nicht den Zweck, Leute zu unterhalten! Wer sich diese Dinge wünscht, sollte eine Reise antreten – und nicht einen Krankenhausaufenthalt an deren Stelle setzen.

Wie zufrieden man als Patient am Ende mit einem Krankenhaus ist, sollte nicht davon abhängig gemacht werden, wie gut das Essen war, wie groß der Fernseher war oder wie nett das Personal war. Mit Sicherheit tragen diese Punkte subjektiv betrachtet natürlich zu einer größeren Zufriedenheit bei einem Krankenhausaufenthalt bei, aber … beurteilen kann man am Ende nur das Resultat in Bezug auf den Grund des Aufenthaltes. Und der Grund des Aufenthaltes in einem Krankenhaus sollte die Therapie einer schwereren Erkrankung sein. Um eventuellen Missverständnissen vorzubeugen: Ich freue mich darüber, dass es im Laufe der letzten Jahre viele Änderungen in Krankenhäusern gegeben hat, die den Aufenthalt für Patienten angenehmer machen.

ABER:

Man geht schließlich auch nicht in ein Elektrofachgeschäft mit der Erwartung, dort gutes Hackfleisch zu bekommen!

Patientendifferenzierung

Nachdem nun geklärt wurde, was ein Krankenhaus denn nun eigentlich ist (und was es nicht ist!), möchte ich mich dem Alltag in einem solchen zuwenden. Der Umgang mit allen nur erdenklichen Charaktertypen kann oftmals eine wirkliche Herausforderung darstellen. In den nächsten Abschnitten möchte ich mich den einzelnen „Patiententypen“ zuwenden.

„Der schwerhörige Patient“

Der schwerhörige Patient ist in gewissen Situationen schwer von einem verwirrten Patienten zu unterscheiden, da seine Aussagen oftmals ebenso sinnlos erscheinen. Bei schwerhörigen Patienten sollte man auf jeden Fall darauf achten, dass man keinen Kaugummi im Mund hat, wenn man das Zimmer betritt! Der angestrengte Gesichtsausdruck dieser Patienten ist wirklich mitleiderregend, wenn sie versuchen, aus dem Kaugummi kauenden Gesicht gesprochene Worte zu erraten.

Die teilweise entstehenden Dialoge können irgendwo zwischen „komisch“ und „nervig“ eingereiht werden. Grundsätzlich neigt man ja dazu, bei schwerhörigen Menschen besonders laut zu sprechen. Teilweise entstehen dann solche Dialoge wie z. B.: „Guten Tag, Frau A.! Haben Sie heute Nacht gut geschlafen?“ – „Ja, das hat mir meine Tochter gestern Abend erzählt!“ – „Frau A., geht es Ihnen gut?“ – „Nein, ich trage keinen Hut! Sie sind ja wirklich albern heute Morgen!“

Nun denn …

In dieser Situation hat man zwei Möglichkeiten: Man wirft einen Blick auf den Nachtschrank, um zu sehen, dass dort zwei Hörgeräte liegen, oder man hat das Glück mitzubekommen, dass das „Guten Morgen“ der Zimmernachbarin komplett von der Patientin ignoriert wird! Falls keiner dieser Umstände vorliegt, sollte man ein HNO-Konsilium in die Wege leiten. Wenn auch dieses keine Schwerhörigkeit diagnostiziert, sollte man sich fragen, ob hier nicht doch eventuell eine Verwirrtheit zugrunde liegt …

„Der blinde Patient“

Bevor man sich dem blinden Patienten zuwendet, sollte man erst einmal klarstellen was „Blindheit“ bedeutet. Aus welchen Gründen auch immer, es gibt viele Menschen, die sich selbst gerne als „blind“ darstellen (auch wenn diese Menschen lediglich ein wenig sehbehindert sind!). Patienten, welche einem bei der Übergabe als blind übergeben werden, werden auch als solche behandelt. Man fängt spätestens dann an, sich etwas veralbert zu fühlen, wenn ein solcher Patient einen mit einem klaren Blick deutlich fixiert und fragt: „Herr Pfleger, was ist das hier eigentlich für eine kleine weiße Tablette zwischen all meinen anderen Medikamenten?“ Ebenso verstörend kann es sein, wenn man von einem „blinden“ Patienten mit genauer Angabe der betroffenen Stelle (durch einen darüber zeigenden Finger) ein Hämatom gezeigt bekommt, welches durch eine Blutentnahme entstanden ist, laut dem Patienten aber vollkommen schmerzfrei ist!

Peinlich wird es dann, wenn man im Sommer ein Zimmer mit einem WIRKLICH blinden Patienten betritt (ohne es zu wissen) und dabei den Satz loslässt: „Guten Morgen! Dies ist so ein schöner Tag. Warum haben Sie denn noch die Vorhänge zu?“ Die Antwort „Ich bin blind“ kann dann durchaus für einen stillen Moment sorgen.

Dies ist mir auch nur ein einziges Mal in meiner Ausbildung passiert …

„Der verwirrte Patient“

Wie schon vorher bemerkt, sollte man einen verwirrten Patienten erst als verwirrt einstufen, wenn man sich sicher ist, gewisse andere Umstände (wie zum Beispiel Schwerhörigkeit) ausschließen zu können. Der verwirrte Patient bietet eine große Bandbreite an Verhaltensweisen. Diese können von „absolut nicht nachvollziehbar“ bis hin zu „Ach du Schande!“ gereichen. Sehr häufig betrachten sich die meisten verwirrten Patienten in ihrer vertrauten Umgebung (also zu Hause). Diesen Umstand sollte man sich erst einmal etwas deutlicher vor Augen führen: Er beinhaltet also, dass sich der Patient in seiner eigenen Wohnung / in seinem eigenen Haus wähnt, in dem sich plötzlich fremde Leute (Schwestern, Pfleger, Ärzte) befinden.

Weiterhin kommt der Umstand hinzu, dass verwirrte Patienten oftmals der Meinung sind, dass Ihre Ehepartner oder Eltern noch am Leben sind. Diese Tatsache wird spätestens dann etwas kurios, wenn man diese Patienten (zum Beispiel im Alter von 99 Jahren) fragt, wie alt denn ihre Mutter sei, deren Besuch gleich erwartet wird. Wenn man dann nach dem Alter der Mutter fragt, bekommt man gerne mal als Antwort: „67.“

Das nenne ich mal einen tollen Trick!

Der Umstand, dass sich diese Patienten bei sich zu Hause fühlen, sorgt auch öfter mal für sehr merkwürdige Situationen. So kommt es nicht selten vor, dass man im Nachtdienst mit einem verwirrten Patienten um ein Bild von der Wand ringt, welches Krankenhauseigentum ist.

Dieses Szenario gehört allerdings noch zu den eher harmlosen. Wenn verwirrte Patienten ihre Verwirrtheit ordentlich ausleben, kommt es zu deutlich deftigeren Situationen.

In solchen Momenten wird der Mülleimer im Zimmer gerne mal mit der Toilette verwechselt. In solchen Momenten wird auch gerne mal das eigene Bett oder gar das eigene Patientenzimmer verwechselt. Hieraus resultieren dann oftmals ziemlich witzige Situationen … Besonders dann, wenn besagte Personen dabei auch noch inkontinent sind …

Die Verwirrtheit kennt keine Grenzen!

Hier ein Beispiel. Dieses Beispiel liegt allerdings schon weit über 15 Jahre zurück. Das Szenario mit einer Zigarette wäre heute nicht mehr denkbar, da das Rauchen in Krankenhäusern mittlerweile auch für das Personal komplett untersagt ist.

Man stelle sich folgende Situation vor: Nachtdienst. Es ist ein angenehmer Nachtdienst mit einem akzeptablen Arbeitsanfall. Man kann in Ruhe alles abarbeiten und hat noch Zeit für eine Zigarette (allein dieser Umstand wäre heute kaum noch denkbar). Es ist 2:35 Uhr. Plötzlich ein gellender Schrei: „Hiiiiiilllfeeee, Pfleger!!" Man denkt sofort an einen Notfall. Man wirft die Zigarette aus dem Fenster des Aufenthaltsraumes und sprintet den Gang hinunter, in die Richtung, aus der man den Ruf vermutet hat. Die Vermutung war richtig. Dies ist die richtige Richtung. Schließlich hat die Station zwei Seiten … Man kommt an einem Vierbettzimmer vorbei, in dem das vordere Bett leer ist (die Tür steht offen). In diesem Bett liegt seit Tagen ein verwirrter Patient … Zwei Zimmer weiter kommt dann des Rätsels Lösung. Der verwirrte Patient aus besagtem Zimmer steht direkt vor einer Patientin, in einem Frauenzimmer, mit noch „tropfendem Beweisstück" in der Hand und sieht mich komplett verwirrt an! Der Blick sagt in etwa Folgendes aus: „Wo bin ich, was ist hier gerade nicht in Ordnung und warum schauen Sie mich eigentlich so an?" Der besagte Patient ist in seiner Verwirrtheit nachts aufgestanden, zwei Zimmer weiter gelaufen, hat sich seine Schutzhose (auch gerne „Windel" genannt) zur Seite gezogen und einer Patientin ins Gesicht gepinkelt … Die Patientin ist schockiert, sieht mich fassungslos (mit nassem Haar und triefendem Gesicht) an und schreit. Ich sehe den verwirrten Patienten an und sage: „Herr A., das geht ja gar nicht! Ich bringe Sie erst mal wieder in Ihr Zimmer! Frau B., es tut mir sehr leid, zu Ihnen komme ich auch gleich und werde Sie und Ihr Bett frisch machen!"

An dieser Stelle mag es nun sicher viele verschiedene Meinungen geben. Einige Menschen werden bestimmt sagen: „Oh mein Gott, die arme Frau!" Andere werden sagen: „Oh mein Gott, der arme Mann!" Hm ... Lassen wir es dahingestellt sein. Aber kaum jemand denkt an *meine* Situation! Wie sieht es mit mir aus??!

Was für ein Verhalten ist in einer solchen Situation „angebracht"? Sollte man nun schockiert, empört oder mitleidig reagieren oder einfach beim Anblick dieser königlich grotesken Situation loslachen? Mit Sicherheit ist dies unter anderem eine Frage des Humors ... Ich musste meinen (Humor) in diesem Fall übel runterschlucken und habe mich unter größter Anstrengung seriös verhalten. Das war in etwa so, wie keine Miene zu verziehen, während man ohne Narkose einen Zahn gezogen bekommt ...

Begegnungen der Verwirrtheit

Man versuche sich einmal folgende Situation vorzustellen: In einem Zimmer liegt eine vollkommen demente Dame, die offensichtlich der Meinung ist, in der Zeit des Dritten Reiches zu leben. Leidenschaftlich gerne singt sie Lieder aus ihrer BDM-Zeit und ist voll vom deutschen Endsieg überzeugt. Zwei Zimmer weiter liegt eine türkische Patientin. Laut Aussage ihrer Angehörigen ist auch sie vollkommen verwirrt. Aufgrund mangelnder Türkischkenntnisse kann ich jedoch nicht wiedergeben, was im Kopf dieser Dame vor sich ging. Eines Nachts stand die türkische Patientin auf, ging unbemerkt in das Zimmer der anderen verwirrten Dame und legte sich zu ihr ins Bett. Nachdem die türkische Patientin es sich im fremden Bett (Rücken an Rücken) bequem gemacht hatte, führte sie ab …

Wir wurden erst durch die empörten Schreie der deutschen Patientin auf diese Situation aufmerksam. Die Äußerungen, die darauf folgten, möchte ich an dieser Stelle lieber nicht wiedergeben …

Ähnliche Situationen entstehen, wenn zwei ältere demente Herren in einem Zimmer zusammenliegen und jeder seinen geistigen Durchfall von sich gibt. Vermeintlich hat es dann manchmal den Anschein, als wenn sich beide ganz normal unterhalten würden, auch wenn jeder dieser beiden Patienten seinem Gedankengut einfach freien Lauf lässt.

„Werner! Du musst noch die Dinger aus der Garage holen!“

„Ich heiße nicht Werner, du Spinner! Und jetzt nimm gefälligst deine Finger von meiner Frau!“

„Ach, du immer mit deiner Frau! Ich will doch gar nichts von der! Ich muss mal mit Jürgen darüber reden.“

„Wer ist Jürgen? Ich kenne keinen Jürgen!“

„Natürlich kennst du Jürgen!“

„Ach, hör doch auf! Du bist ja nicht ganz dicht im Kopf …!“

In solche Gespräche sollte man sich besser nicht einmischen! Am Ende geht man meistens bei einer Einmischung als derjenige aus dem Gespräch, der aus der Sicht beider Patienten die größte Delle in der Bimmel hat!

Der „wirklich dicke" Patient

Es ist manchmal schon erstaunlich, wie gleichgültig gewisse Menschen in Bezug auf ihre Umwelt sein können. Personen, die über 150 Kilo und mehr auf die Waage bringen, scheinen sich offensichtlich nie in ihrem Leben Gedanken darüber gemacht zu haben, dass sie irgendwann mal als Pflegefall anderen Menschen zur „Last" fallen könnten! Grundsätzlich kann man wohl Pflegekräfte als sehr vielseitige Personen bezeichnen. Allerdings sind Bodybuilder darunter eher die absolute Ausnahme. Wenn ein sehr schwergewichtiger Patient lagerungspflichtig wird und nicht mehr allein in der Lage ist, sich im Bett zu drehen, wird es spaßig. Die Elsässer Schlachtplatte lässt grüßen!

Auch die Kosten für ein Spezialbett im Krankenhaus (extrabreit) sind nicht zu unterschätzen! Ein solches muss erst für erhebliche Kosten pro Tag vom Krankenhaus angemietet werden.

Der faule Patient

Immer wieder für gute Laune sorgen auch Patienten, die sich bei Ankunft auf Station mit den Worten „Ich kann gar nichts!" vorstellen. Diese Kategorie Patient möchte mit diesen Worten gleich zu Beginn klarstellen: „Ich möchte bedient, umsorgt und verwöhnt werden!"

Um sicherzustellen, inwieweit diese Aussage eines Patienten tatsächlich der Wahrheit entspricht, gibt es verschiedene Ansätze. Wenn diese Patienten sich bislang zu Hause noch selbst versorgt haben, ist es oftmals ratsam eine Unterbringung in einem Altersheim vorzuschlagen. Dieser Vorschlag sorgt sehr häufig dafür, dass diese Kategorie Patient plötzlich sehr wohl so einiges kann!

An dieser Stelle möchte ich ein großartiges Zitat von einem Oberarzt anbringen. Dem folgenden kleinen Dialog war folgende

Situation vorausgegangen: Wir hatten eine ältere Patientin stationär aufgenommen, welche sich uns direkt bei Ankunft auf Station mit den berühmten Worten „Ich kann gar nichts!“ vorgestellt hatte. Diese Dame ließ sich zwei Tage lang „komplett bedienen“ (inklusive Waschen, Anziehen und einer Menge „Extraklingeln“). Nach einigen Jahren in diesem Beruf hat man sehr wohl schnell raus, wer wirklich „nicht kann“ und wer ganz einfach „nicht will“! Ich habe meinem Oberarzt dann während der Visite gesagt, dass es sich bei der nächsten Patientin um eine aus der letzteren Kategorie handelt; und bat ihn darum, doch bitte diesbezüglich ein paar Worte mit ihr zu wechseln. Nachdem er sich der Patientin vorgestellt hatte, entstand folgender Dialog: „Frau A., Leben ist Bewegung! Wer sich nicht mehr bewegt, nimmt nicht mehr am Leben teil; und wer nicht mehr am Leben teilnimmt, bereitet sich auf das Sterben vor. Möchten Sie sterben?“ Die Antwort lautete: „Nein! Um Gottes willen! So alt bin ich ja nun auch noch nicht!“ Mit diesen Worten brachte ein guter Oberarzt einmal eine Patientin dazu, ganz spontan wieder aufstehen zu können und sich selbst zu versorgen …

Geht doch!

Es gibt mit Sicherheit noch eine ganze Menge weiterer „Patientenklassen“. Einigen davon wird man hier im Verlauf auch noch begegnen. Allerdings soll dieses Buch kein „Patientenatlas“ werden … Schreiten wir nun zum alltäglichen Wahnsinn in einem Krankenhaus.

„Patientenalltag“

Ein Patient, der nur wenige Tage in einem Krankenhaus verbringen muss, lernt den Patientenalltag nicht wirklich kennen. Bei einem längeren Aufenthalt im Krankenhaus (spätestens ab einem Aufenthalt von wenigstens zehn Tagen) entwickelt sich ein gewisser „Alltag“ im Krankenhaus für einen Patienten. Die Hauptbestandteile dieses Alltags können wohl in wenigen Worten zusammengefasst werden:

- Fernsehen
- Wartezeiten
- Untersuchungen
- Essen
- Telefonate
- Besuche

Diese Punkte treffen wohl in etwa auch in Bezug auf die jeweilige zeitliche Inanspruchnahme des Tages zu … (je nachdem, wie oft und wie lange jemand telefoniert).

Fernsehen ist in Krankenhäusern (direkt am Bett) mittlerweile Standard. Teilweise ist es wirklich interessant zu beobachten, welche „Kategorien“ von Patienten welche Fernsehsender zu welcher Zeit ansehen …! Jüngere Patienten sehen am frühen Nachmittag gerne mal Serien, in denen Familien im Brennpunkt stehen oder andere Menschen mitten im Leben sind. Da diese Sendungen für gewöhnlich nur zu Uhrzeiten ausgestrahlt werden, die nur für Arbeitslose anzusehen sind, scheint hier wohl eine gewisse Neugierde mit im Spiel zu sein. Für gewöhnlich handelt es sich bei diesen Patienten NICHT um Arbeitslose!

Zu späteren Uhrzeiten (so in etwa zur Zeit des Mitternachtdurchgangs durch das Pflegepersonal) bekommt man häufig besonders bei älteren (männlichen) Patienten (meist „zufällig“) Sender zu sehen, die zu diesen Uhrzeiten plötzlich ziemlich „zweckentfremdet“ werden!

Das hier zu Sehende hat wenig mit „Sport“ oder Ähnlichem zu tun …

Ältere Damen begnügen sich sehr oft mit dem Programm der „öffentlichen“ Sender. Hier darf (falls die Schultern oder die Hüften es zulassen) mitgeschunkelt werden oder eine Schnulze genossen werden.

Wartezeiten sind in Krankenhäusern wohl ein leidiges, aber leider nicht vermeidbares Übel. Es ist im Grunde vollkommen egal, worauf man wartet. Die nächste Untersuchung, der Rückweg nach der Untersuchung, die Visite, der Befund, die Aufnahme oder die Entlassung … Warten gehört bei allem dazu. Der eine (eher Seltene) kann es, die meisten nicht! Geduld ist eine Tugend … die in der heutigen Zeit allerdings leider kaum noch vorhanden ist.

Leider ist es heute oftmals so, dass sich Patienten weder die personelle Situation noch den bestehenden Arbeitsaufwand vor Augen halten.

Wenn man sich gerade in einer Reanimation befindet oder notfallmäßig einen tracheotomierten Patienten absaugen muss, findet sich leider nicht immer innerhalb von zwei Minuten die Zeit, um zu einer Klingel zu rennen, bei der es dann oft darum geht, einen Kugelschreiber aufzuheben oder ein Fenster zu kippen! Sorry for that …!

Ebenfalls sollte man in einer Notaufnahme Verständnis dafür haben, wenn ein Patient mit einer starken Nachblutung nach einer Mandel-OP (wobei dieser Patient gerade im Begriff ist, an seinem eigenen Blut zu ersticken) bevorzugt behandelt wird, während man selbst mit einer (eher lächerlichen) Schnittwunde im Finger auf einen Arzt warten muss …!

Untersuchungen nehmen oft schon ein bis zwei Tage VORHER einige Zeit in Anspruch. Der Umstand, dass sich ein Patient der Tatsache bewusst ist, dass ihm in ein bis zwei Tagen ein Schlauch mit einer Kamera in den Hintern gesteckt wird, sorgt häufig für reichlichen Redebedarf. Das Gleiche gilt auch für Schläuche, die in den Magen, die Lunge oder andere Bereiche gesteckt werden. Auch das Wissen um einen Katheter, der einem von der Leiste bis vor das Herz geschoben wird, sorgt nicht unbedingt für Entspannung!

Da ich persönlich (bis jetzt) noch keinen dieser Schläuche in mir hatte, möchte ich an dieser Stelle mein absolutes Verständnis für eine gewisse Unruhe oder einen gesteigerten Redebedarf zum Ausdruck bringen.

Allerdings möchte ich an dieser Stelle auch kurz noch etwas loswerden: Zum einen handelt es sich bei diesen Untersuchungen im 21. Jahrhundert um absolute Standarduntersuchungen (mit absolut MINIMALEM Risiko!) und zum anderen werden in der heutigen Zeit nicht mehr (wie noch zum Teil im letzten Jahrhundert) „Gartenschläuche“ dazu benutzt!

Essen ist eigentlich ein sehr angenehmer Zeitvertreib (wenn man gesund ist). Patienten neigen in aller Regel eher zu einem umstandsbedingten Bewegungsmangel. Bewegungsmangel führt automatisch zu einem reduzierten Energiebedarf … Somit ist jeder Mensch aus einem Pflegeberuf den berühmten Satz gewöhnt: „Was?! Schon wieder Essen??“. Merkwürdigerweise stellt das Essen in Krankenhäusern (auch heute noch) immer wieder einen der beliebtesten Kritikpunkte dar. An dieser Stelle möchte ich gerne noch mal auf einen der ersten Punkte dieses Buches verweisen: was ein Krankenhaus NICHT ist! Verhungert ist (soweit mir bekannt ist) noch kein Patient im Krankenhaus. Zumindest nicht deshalb, weil ein Krankenhaus über zu wenig Essen verfügt hat.

Mit Sicherheit kann man wohl sagen, dass das Essen für den „normalen Kassenpatienten“ nicht unbedingt ein absoluter

„Gaumenschmaus“ ist. Allerdings habe ich selbst schon in manchem Restaurant schlechter gegessen als in der Kantine des Krankenhauses (welche genau die gleichen Speisen rausgibt wie für die Patienten). Vielleicht sieht man bei diesem Kritikpunkt aber auch ganz einfach mal die „Verwöhntheit“ vieler Menschen in Deutschland.

Man KANN sich in gewissen Situationen den Umständen anpassen, MUSS es aber nicht …

Telefonieren gehört wohl für Patienten neben den vorher genannten Dingen auch zum Patientenalltag. Über dieses Thema könnte man vermutlich ein eigenes Buch schreiben … Persönliche Streitigkeiten, peinliche Gespräche, sehr persönliche Dinge … All das und noch viel mehr wird mit einer wirklich beeindruckenden Selbstverständlichkeit abgehalten, ohne auch nur im Geringsten zu realisieren, dass sich neben einem gerade eine Schwester oder ein Pfleger befindet! Die „Königsdisziplin“ besteht in solchen Situationen wohl darin, sich als Patient am Telefon einfach mal komplett über das schlechte Pflegepersonal, die schlechten Ärzte und das schlechte Essen im Krankenhaus auszulassen, während man mit einer Spritze in der Hand wartend neben dem Patienten steht … Offensichtlich haben Krankenhaustelefone irgendwie die merkwürdige Eigenschaft, jede anwesende Pflegekraft in ein Neutron zu verwandeln!

„Der Privatpatient"

Man soll (und darf) die verschiedenen Patientengruppen sicher nicht über einen Kamm scheren. Allerdings ist es wohl kaum abzustreiten, dass es innerhalb gewisser „Patientenkategorien" immer wieder zu gewissen Gemeinsamkeiten kommt. Der „Privatpatient" ist ziemlich schwer zu beschreiben. Im Allgemeinen kann man wohl aber sagen, dass Privatpatienten einfach „sehr präsent" sind. Der Privatpatient braucht oft nicht im Dienstzimmer anzuklopfen oder sich auf eine andere Art bemerkbar zu machen. Für ihn reicht es oft aus, einfach im Türrahmen zu stehen und „da" zu sein.

Man kann einem Menschen, welcher viel Geld für eine Privatversicherung bezahlt, nicht verübeln, wenn ein solcher „etwas gehobenere Ansprüche" hat. Was einem Privatpatienten in den meisten Fällen allerdings nicht klar ist, ist die Tatsache, dass eine Pflegekraft in keiner Hinsicht einen Vorteil von einem Privatpatienten hat! Einer Pflegekraft sollte es immer egal sein, ob ein Patient obdachlos ist oder in einem Palast wohnt! Letztlich ändert weder der eine noch der andere Patient etwas am Gehalt einer Pflegekraft …

Es wird nach wie vor immer noch gerne behauptet, dass es keine „Zweiklassenmedizin" in Deutschland geben würde. Selbst wenn man einmal über solche Tatsachen wie Chefarztbehandlung oder auch deutliche Bevorzugungen bei Terminvergaben hinwegsieht, muss man doch spätestens dann fragend die Stirn runzeln, wenn man einmal einen Blick in die Speisekarten von Privatpatienten wirft. Hier darf fröhlich zwischen Riesengarnelen auf Tagliatelle und Schweinemedaillons mit Pfefferrahmsoße gewählt werden! Darf es zum Abendessen eine noble Käseplatte oder doch lieber eine gemischte Fischplatte mit geräuchertem Lachs sein? Kein Problem!

Am Nachmittag kommt selbstverständlich eine Servicekraft und fragt nach den Vorlieben bei Kaffeespezialitäten. Ein Espresso, ein Cappuccino? Kein Problem!

Eine Etage tiefer liegt zur gleichen Zeit der Kassenpatient und wartet auf sein Abendbrot mit hauchdünner Wurstscheibe zum Durchgucken und totem Plastikkäse …

Allerdings gibt es selbst unter den Privatpatienten Unterschiede. Wenn man nicht nur Privatpatient ist, sondern auch noch prominent, bekommt man von dem einen oder anderen Chefarzt auch schon mal die Erlaubnis, im Zimmer rauchen und saufen zu dürfen …

Eine immer wieder gerne benutzte Äußerung von so manchem Privatpatienten lautet: „Ich bezahle ja schließlich auch ordentlich für meine Privatversicherung!" Eine gerne von mir gegebene Antwort darauf lautet: „Das mag ja sein! Allerdings nicht an mich! Bei meinem Gehalt machen sich Ihre Zahlungen nicht bemerkbar …"

Angehörige

Angehörige sind meistens entweder ein Segen oder die Pest! In vielen Fällen hat man einen lieben Patienten mit schrecklichen Angehörigen oder man hat einen furchtbaren Patienten mit sehr lieben Angehörigen. Dies scheint wohl eine Art „Kompensation der Natur“ zu sein. Nette Angehörige können einem in vieler Hinsicht die Arbeit erleichtern, für ein nettes kurzes Gespräch da sein oder einfach ein wenig von der dauerhaft schlechten Laune des Patienten abfangen. Die „anstrengenden“ Angehörigen können einem das Leben zur Hölle machen …!

Zur besseren Nachvollziehbarkeit möchte ich an dieser Stelle mal wieder ein Beispiel anbringen:

„Hallo! Meinem Vater geht es immer schlechter! Ich weiß ja, dass er einen sehr bösartigen Krebs hat … aber ich habe im Internet gelesen, dass es jetzt eine neue Kräutermischung geben soll, die wahre Wunder wirken kann! Warum bekommt er denn nicht so etwas?!“

Dazu möchte ich gerne Folgendes anmerken: Im Internet kursieren immer wieder „fantastische“ Artikel, wie z. B. „Krebs mag keine Himbeeren!“. Bitte glauben Sie nicht jeden Mist, der im Internet publiziert wird! Sprechen Sie mit Ihrem Arzt oder dem Pflegepersonal, welches gut ausgebildet ist. Wenn Sie kein Vertrauen zu diesen haben … warum haben Sie Ihren Angehörigen dann dorthin gebracht?

Ein anderes Beispiel:

Nachtdienst. Um 02:45 Uhr klingelt das Stationstelefon. „Guten Abend, ich habe ein Problem! Mein Mann lag vor vier Jahren bei Ihnen auf Station und hat jetzt seit drei Tagen keinen Stuhlgang mehr gehabt! Was soll ich denn jetzt machen?“

Vielleicht noch ein Beispiel:

„Entschuldigung! Meine Frau hat schon wieder so einen hohen Blutzuckerwert. Ich verstehe das nicht! Ich habe ihr doch nur ein Stück Marzipantorte und einen Karamellshake mitgebracht?! Sie hat doch schon so lange Diabetes und kam damit immer gut zurecht …"

In solchen Situationen überlegt man manchmal schon, ob man mit dem Kopf gegen die Wand schlagen sollte oder einfach direkt seine Meinung dazu sagt! Leider empfiehlt sich beides nicht, da es vermutlich entweder rechtliche Konsequenzen oder eine Beschwerde bei einem Vorgesetzten nach sich ziehen würde …

Dies sind auch wieder Situationen, die eine gewisse Ungerechtigkeit zwischen Patienten und Pflegepersonal aufzeigen. Man hat eben einfach nicht das Recht dazu, sich über Dummheit oder Unverständnis zu beschweren … Nun denn, mit diesem Problem haben wohl auch viele andere Branchen zu kämpfen.

Aller Anfang ist schwer …

Zu Beginn steht die Entscheidung zu einem Pflegeberuf. In meinem Fall war es die Entscheidung zum Krankenpfleger. Wenn man sich für einen Beruf entscheidet, hat man für gewöhnlich eine Vorstellung oder ein „gewisses Bild“ von dem Beruf. In meinem Fall stellte ich mir vor, etwas Gutes damit zu tun, kranken Menschen zu helfen. In meiner Vorstellung waren Patienten dankbare Menschen, die sich über Hilfe und Pflege freuen würden … Es gab in dieser Vorstellung noch keine Patienten, wie sie bereits zuvor hier schon beschrieben wurden.

Die Ausbildung gestaltete sich dann sehr interessant, wenn auch manchmal äußerst herausfordernd. Im Alter von 17 Jahren fiel es mir unsagbar schwer, bei Fragen wie zum Beispiel „Hatten Sie heute schon Stuhlgang?“ ernst zu bleiben! Es war auch noch eine ganz andere Zeit. Zu dieser Zeit waren der Arbeitsaufwand und das Patientenklientel noch ein ganz anderer bzw. eine ganz andere. Die Bürokratie war noch reduzierter, die Patienten anspruchsloser und der Arbeitsanfall war noch akzeptabel. Zur allgemeinen Belustigung wurden Auszubildende gerne mal ins Labor geschickt, um „Rahmen für die Blutbilder“ zu holen oder um eine Hodenwaage von der urologischen Station zu leihen.

Ja, es war noch eine Zeit, in der man genug Zeit für solche Dinge hatte. In der heutigen Zeit muss ich es zeitlich schon sehr genau einplanen, wann ich einen Auszubildenden losschicken kann, um ihn zu „verarschen“ … Es macht aber immer noch einen unglaublichen Spaß!

Liebe Azubis, auch das gehört zum Lernen dazu und hat einen gewissen Lerncharakter! Sollte dieses Buch gerade zufällig in den Händen eines Auszubildenden sein, möchte ich diese Stelle dazu nutzen, ein paar kleine Hinweise zu geben. Bei folgenden „Bitten“ von examiniertem Personal sollte man stutzig werden:

– „Gehe bitte in den OP und besorge mal ein Suizidbesteck!“

– „Wir bekommen gleich einen Notfall in einem Hubschrauber eingeliefert! Nimm diese beiden Pappschilder, gehe schnell vor das Gebäude und winke mit den Pappschildern, wenn du den Hubschrauber anfliegen siehst!“

– „Gehe bitte zur Pforte und besorge den Schlüssel für den Interkostalraum!“

Mehr Beispiele möchte ich nicht anführen. Schließlich möchte man ja auch in Zukunft noch ein bisschen Spaß auf der Arbeit haben …

Im Laufe der Ausbildung erfolgten Einblicke in die innere Medizin, Chirurgie, Psychologie/Psychiatrie, Geburtshilfe, Neurologie, Urologie und so weiter. Man bekam im Laufe der Zeit „einen Blick für das Ganze“ und eignete sich seine Fähigkeiten Stück für Stück an.

In eben dieser Zeit kam das Wort „Pflegenotstand“ auf. Es war eine Zeit, in der Pflegekräfte zum ersten Mal auf die Straße gingen, um auf diese Situation aufmerksam zu machen. In Hamburg fand zu dieser Zeit eine sehr große Demonstration statt, zu der Pflegekräfte und Ärzte aus ganz Deutschland kamen.

Ich befand mich zu dieser Zeit noch in der Ausbildung und es wurde uns (als Auszubildende) mit Abmahnungen und Ähnlichem gedroht, für den Fall, dass wir an einer solchen Demonstration teilnehmen würden. Dennoch entschloss sich fast der komplette Kurs dazu, sich an dieser Demonstration zu beteiligen! Effektiv hat diese Demonstration damals nur recht wenig bewirkt. Allerdings wurde die Thematik durch diese Demonstration (zumindest für eine kurze Zeit) „öffentlich“ gemacht und somit der großen Allgemeinheit einmal vor Augen geführt.

Lange Jahre gab es keine weiteren Aktionen dieser Art …

Dies geschah drei Jahre vor der Schließung des Krankenhauses, in dem ich gelernt hatte. Ich habe noch an dem vorletzten Kurs teilgenommen, bevor dieses Krankenhaus geschlossen wurde. Dieses Haus kann man wohl als „Traditionskrankenhaus“ bezeichnen. Es befand sich im Herzen von St. Pauli, in Hamburg. Somit befand es sich in einem Umkreis, der sowohl den Bereich von St. Pauli wie auch den des Hamburger Hafens abdeckte. Es war damit nicht nur eine medizinische Abdeckung für Touristen und „Kiezgänger“ vorhanden, es stellte auch die medizinische Versorgung für Hafenarbeiter und Angestellte bei Blohm+Voss dar. Die Stadt beschloss dann die Schließung dieses Hauses (aus verschiedenen Gründen), welche sich im Nachhinein als Fehlentschluss entpuppte.

Dieses Krankenhaus bot damals unter anderem Filmkulissen für die Fernsehserie „Die Schwarzwaldklinik“ und andere Fernsehserien, betreute viele mittellose Menschen und war ein „Urgestein“ Hamburgs …

An dieser Stelle möchte ich eine kleine „Gedenkminute“ für das Hafenkrankenhaus einlegen!

Die Arbeitsatmosphäre: familiär, freundschaftlich und zusammengeschweißt.

Die Einstellung des Hauses: Obdachlosen wurde Essen zur Verfügung gestellt und eine Möglichkeit zum Aufwärmen (besonders in den Wintermonaten). Es wurde bei den Patienten nicht nach gesellschaftlichem Stand unterschieden!

Die Kompetenz: Schon allein der Standpunkt des Hauses sorgte für viele Herausforderungen. Hier wurden Schusswunden, schwere Messerstichverletzungen und andere extreme oder lebensbedrohliche Verletzungen routiniert und erfolgreich behandelt. Eine Menge sehr kompetenter Ärzte und Pflegekräfte waren in diesem Haus angestellt. Sie wurden nach der Schließung auf andere Krankenhäuser innerhalb Hamburgs verteilt. Die meisten der wirklich sehr kompetenten Ärzte haben sich im Laufe der Zeit in anderen Häusern

Führungspositionen (bis hin zu Chefärzten) erarbeitet. Auch viele Pflegekräfte dieses Hauses konnten sich im Laufe der folgenden Jahre gute Positionen erarbeiten.

Gedenkminute beendet!

„Der weitere Verlauf“

Im Laufe der folgenden Jahre brach unter den Krankenhäusern ein regelrechter Konkurrenzkampf aus. Gültig waren nicht mehr die ursprünglichen Grundsätze von Krankenhäusern. Es ging nicht mehr nur noch um Hilfsbereitschaft, Menschlichkeit, Trost oder Hilfe. Die Politik und das Gesundheitssystem in Deutschland begannen sich (erst langsam) zu wandeln. Der finanzielle Faktor und die Möglichkeiten, lukrativ zu arbeiten, rückten in den Vordergrund. „Gewinnoptimierung“ war das Stichwort. Natürlich wird auch in der heutigen Zeit jedes Krankenhaus von sich behaupten, nicht „gewinnorientiert“ zu arbeiten. An dieser Stelle muss sich der denkende Mensch allerdings fragen, wie millionenschwere Anschaffungen (z. B. ein neuer Computertomograf oder ein PET-Gerät) finanziert werden sollen, ohne einen beachtlichen Gewinn ins Auge zu fassen, um solche zu finanzieren?!

Hieraus resultierte eine Konkurrenz, wie sie in wenigen anderen Bereichen der Wirtschaft so extrem entstanden ist. Was passierte in den kommenden Jahren? Die „Bettenzahl“ der Hamburger Krankenhäuser wurde stetig reduziert. Hieraus resultierten weitere Schließungen von Krankenhäusern (deutschlandweit!). Die verbliebenen Häuser wurden dazu gezwungen, mit deutlich weniger finanziellen Möglichkeiten auszukommen. Daraus resultierte wiederum ein Abbau von Personal … Hier begann der Abstieg der Pflegequalitat!

„Der Wandel der Zeit in der Medizin und in der Krankenpflege"

Die Zeit ist weder an der Medizin noch an der Krankenpflege vorbeigegangen. Diagnostik, Therapien und Möglichkeiten haben sich im Laufe der letzten Jahrzehnte deutlich verbessert. Ich denke mal, dass ich mir nach 30 Jahren im Beruf eine kleine Beurteilung erlauben darf.

Die Möglichkeiten der Medizin und der Krankenpflege waren vor 30 Jahren bereits in vielen Bereichen schon recht fortgeschritten. Allerdings wiesen viele Fachgebiete zu dieser Zeit oft noch sehr fragwürdige Methoden auf. Im Laufe der Zeit konnte in Fachgebieten wie in der Wundheilung, der Endoprothetik oder auch in der Onkologie wesentliche Verbesserungen verzeichnet werden. Allein zu diesem Thema ließe sich auch schon wieder ein eigenes Buch schreiben. Schon die Einführung der EDV war eine sagenhafte Arbeitserleichterung (wie in vielen anderen Berufsgruppen sicherlich auch). Leider haben sich viele Dinge aber auch im Laufe der Zeit deutlich verschlechtert. Mittlerweile ist sowohl von der ärztlichen wie auch von der pflegerischen Seite kaum noch Zeit für Patienten vorhanden. Ärzte in Krankenhäusern bekommen die Patienten heute im Durchschnitt kaum noch länger als etwa fünf Minuten am Tag bei der Visite zu sehen. Die heutige (geforderte) Bürokratie lässt auch gar nichts anderes mehr zu!

Für jeden „Pups" gibt es ein „Pupsformular" und für jeden „Firlefanz" gibt es ein „Firlefanzprotokoll"! Und wehe es fehlt irgendwo eine Unterschrift oder ein Handzeichen … Zum einen spielt für diesen Umstand der heutige Zeitdruck eine wesentliche Rolle (die Forderungen nach immer kürzeren Liegezeiten für Patienten nehmen mittlerweile schon absurde Formen an!), zum anderen bleibt die personelle Besetzung (trotz stetig steigendem Patientenaufkommen und steigendem Arbeitsanfall) konstant oder wurde im Laufe der letzten Jahre sogar noch in vielen Krankenhäusern reduziert.

Deutlich mehr Arbeit bei deutlich weniger Personal … Was soll zukünftig daraus resultieren? Trotz massiven Demonstrationen und (meist zu vollkommen sinnlosen Zeiten: im Nachtprogramm) ausgestrahlten Reportagen zu diesem Thema scheint sich kaum ein Mensch in diesem Land dafür zu interessieren. Wer sich einmal die Prognosen zu diesem Thema zu Gemüte führt (zukünftiges Patienaufkommen / zukünftige Relation zwischen Rentnern und Steuerzahlern …), dürfte wohl ein „leichtes Unwohlsein“ verspüren.

Das zu erwartende Szenario, das sich in den kommenden Jahren abspielen wird (wenn sich die Spirale in die gleiche Richtung und mit der gleichen Geschwindigkeit drehen wird), ist im Grunde eine simple „Milchmädchenrechnung“.

Ich würde diese Ansicht auf keinen Fall als pessimistisch bezeichnen, sondern bestenfalls als pragmatisch und objektiv.

Da kommt zu Recht gelegentlich die Frage auf, wo gewisse Milliardensummen besser investiert wären. In marode Banken oder in ein solides Gesundheitssystem? Nun denn, der Militäretat muss mittlerweile auch ordentlich aufgestockt werden, da man auch hier zu spät erkannt hat, dass zu viel Sparen einen gesamten Bereich lahmlegen muss … Bei der Polizei sieht es nach jahrelangen Sparmaßnahmen nicht anders aus.

Fröhliche Weihnachten!

Weihnachten. Eine Zeit der Freude, des Zusammenseins und des guten Essens ... Aus der medizinischen Perspektive würde ich diese Zeit als Zeit der weinenden Lebern und der schreienden Bauchspeicheldrüsen bezeichnen!

Abgesehen von dem Faktum, dass sich die Menschen in dieser Zeit entweder hoffnungslos überfressen oder zu viel Alkohol trinken (oder beides kombiniert), entsteht in dieser Zeit auch immer wieder eine ganz besondere Patientenkategorie. Diese wird gerne als „Kuckucksei" oder als „Überraschungsei" bezeichnet.

Hierbei handelt es sich entweder um Patienten, deren Kinder (mittlerweile öfter aber Enkel) in der Weihnachtszeit wenig Lust auf „anstrengende" Angehörige haben; oder Pflegefälle aus Altersheimen, in denen das Personal gerne etwas stressfreiere Feiertage haben möchte.

Das Ganze sieht dann in etwa so aus: „Mama, du siehst total blass aus! Ich fahre dich sofort ins Krankenhaus!"

Oder: „Oma, du gefällst mir gar nicht! Ich fahre dich mal schnell ins Krankenhaus!"

Die Diagnosen, mit denen diese Patienten dann von der Notaufnahme stationär verlegt werden, gestalten sich dann meist auch recht lapidar!

- „Verschlechterung des Allgemeinzustandes" (im Alter von 92 Jahren!). Ich glaube kaum, dass ich dieses Alter je erreichen werde. Sollte dem allerdings wider Erwarten so sein, glaube ich kaum, dass mein Allgemeinzustand bei mir nicht deutlich verschlechtert sein wird ...

- „Harnwegsinfekt" (kann ohne Weiteres ambulant behandelt werden!)

- „Exsikkose“ (Austrocknung/Dehydration). Hier muss man sich mal wieder fragen, warum diese Patienten nicht genug zu trinken bekommen haben. Ganz besonders dann, wenn sie von Angehörigen eingeliefert wurden …!

- „Stuhlunregelmäßigkeiten“ (Hoppla, tritt natürlich ganz wichtig an Weihnachten auf!)

Wie auch immer … Es handelt sich (ganz besonders in diesen Tagen) immer wieder um alte Patienten, die unter perfiden Umständen in ein Krankenhaus eingewiesen werden.

Ich persönlich betrachte die Entstehung dieser „Patientenkategorie“ als traurigen Bestandteil der Entwicklung unserer Gesellschaft. Wenn Oma nervt, muss sie irgendwo abgegeben werden können, damit wir in Ruhe die Feiertage verbringen können! Nun denn …

Junkies!

Drogenabhängige Menschen stellen immer eine sehr spezielle Klientel dar. Zum einen muss man sich bei diesen Patienten die Tatsache vor Augen halten, dass diese sich einen Großteil ihrer Hirnzellen zerstört haben (mit Substanzen wie Heroin, Crack, Kokain oder Ähnlichem), zum anderen haben diese Patienten in den häufigsten Fällen einen sehr niedrigen sozialen Status.

Anreden wie zum Beispiel: „Ey du, hast du mal 'ne Zigarette?", „Alter, das hier ist nicht mein bestelltes Essen!" oder „Ich hab gerade das Bett vollgekotzt! Mach die Schleiße mal weg!!!" gehören zum Alltag. Dies sind Dinge, mit denen man leben muss. Wo kein Strom auf dem Hirn ist, kann man eben keine Erwartungen haben …

Diese Menschen sind vor allem schnell durch ihre stark ausgeprägte Distanzlosigkeit erkennbar. Das „Du" ist für diese Menschen meist selbstverständlich, da es oft entweder an Erziehung oder Bildung fehlt. Oft liegt es aber auch einfach daran, dass vorher vorhandene Erziehung oder Bildung durch den häufigen Gebrauch von Drogen einfach „verflogen" ist. Auch wenn man immer wieder bemüht ist, bestimmte Patientengruppen nicht „über einen Kamm zu scheren", so ist eine wirklich nervige Eigenschaft bei allen Junkies gleich vorhanden: der unbezwingbare Drang, immer wieder um irgendwelche Medikamente zu feilschen, die in irgendeiner Form „zudröhnen" oder als Ersatz für bestimmte Drogen eingesetzt werden können.

Die Beharrlichkeit dieser Menschen beim Feilschen um größere Mengen von „dröhnenden" Substanzen ist unbeschreiblich! Noch unbeschreiblicher ist die Dreistigkeit, mit der solche Menschen dabei vorgehen.

Oft bekommt man dann so sinnbefreite Sätze zu hören wie z. B.: „Sie haben ja keine Ahnung, wie schlimm das ist!" Ebenfalls gerne geäußert wird: „Oh Gott, es geht mir sooooo schlecht!" Wenn man in solchen Situationen seinen Hauch von Restverstand einschalten würde, würde man vermutlich zu folgender Erkenntnis kommen:

1. Drogen sind schlecht und gesundheitsschädlich! Das weiß man schon aus der Schule …
2. Der Mensch, mit dem ich gerade um weitere dröhnende Substanzen feilsche, hat mir weder früher mal Drogen verkauft noch möchte er mir etwas Schlechtes …
3. Hier wäre jetzt meine Möglichkeit, wieder ein normales Leben zu beginnen …

Willkommen in der Welt der Sinn- und Geistlosigkeit!

In erster Linie begegnet man in „dieser Welt" Patienten mit dementiellen Erkrankungen. Sinn- und Geistlosigkeit sind aber auch häufig bei Patienten mit fortgeschrittenem Alkoholismus oder Drogenmissbrauch zu finden.

Die Welt der Sinn- und Geistlosigkeit kann sehr vielfältig sein. Wenn man beim Betreten eines Zimmers kleine Figuren (liebevoll aus Stuhlgang geformt) auf dem Nachtschrank entdeckt, welche der Größe nach sortiert aufgereiht wurden, oder wenn man einen Patienten im Bett vorfindet, welcher seine Schutzhose (Windel) in 1000 kleine Wattefetzen zerstückelt und im gesamten Zimmer verteilt hat, dann hat man die Pforte in diese Welt durchschritten. In dieser Welt „ringt" man dann auch mal mit einem Patienten um ein Bild von der Wand, welches vom Patienten als Eigentum betrachtet wird, oder man versucht verzweifelt, jemanden davon zu überzeugen, dass es nicht zweckmäßig ist, sich Zäpfchen in die Nase zu stecken.

Nicht existente Dinge, wie zum Beispiel bunte Insekten an der Zimmerdecke, blinkende Lichter im Schrank oder auch kleine rosa Elefanten mit einer hellblauen Propellermütze runden das Ganze ab.

„Ein Bild sagt oftmals mehr als 1000 Worte." Dem kann ich nur zustimmen. Zum einen muss man ganz ehrlich mal sagen, dass es viele Situationen gibt, die es unmöglich machen, in Worten beschrieben zu werden. Man kann beim besten Willen nicht mit Worten beschreiben, wie es aussieht, wenn man ein Zimmer betritt, in dem eine alte Person liegt, die sich beim Trinken des sechsten Liters Spülflüssigkeit zur Vorbereitung auf eine Darmspiegelung befindet und sich weit über den Bettrand hinaus entleert! Von dem Bett selbst braucht man gar nicht erst weiter zu sprechen. Auch wenn man solche Vorfälle schon häufiger erlebt hat und jedes Mal vom Gegenteil überzeugt wurde, kann man sich beim Anblick nicht des Gedankens erwehren: „Dieses Zimmer wird nie wieder sauber werden und kann eigentlich verbrannt werden!"

Da es verständlicherweise verboten ist, von solchen Situationen ein Foto zu machen, kann ich zum Abschluss eigentlich nur sagen: „Das muss man einfach mal gesehen haben!" Sonst glaubt man es nicht …

Wenn man dieses Buch bis zu dieser Stelle gelesen hat, wird sich bei dem einen oder anderen vielleicht mittlerweile die Frage stellen: „Wie kann man so etwas denn eigentlich Tag für Tag beruflich machen? Da muss man doch verrückt bei werden!"

An dieser Stelle möchte ich gerne die Gelegenheit nutzen und ein paar allgemein vermutete Missverständnisse aus dem Weg räumen. Pflegekräfte haben NICHT grundsätzlich ein Helfersyndrom! Diese bescheuerte Vermutung hat zwar all die letzten Jahre für die fälschliche Annahme gesorgt, dass man diese Menschen ohne weitere Probleme unterbezahlen kann, sie wird sich aber schon bald rächen! Ich habe zu Beginn des Buches zwar einige wünschenswerte Eigenschaften aufgezählt, welche man in diesem Beruf mitbringen sollte; dies ändert aber nichts an der Tatsache, dass es sich immer noch (wie bei allen anderen auch!) um einen BERUF handelt, mit dem man sich sein Geld verdient und seinen Lebensunterhalt bestreiten muss. Am Anfang war es der Staat, später private Klinikunternehmen, die davon ausgingen, dass Menschen in Pflegeberufen alles mit sich machen lassen, da sie immer wieder an den Punkt kommen werden, an dem sie Patienten an die erste Stelle stellen werden und alles hinnehmen werden, da der arme Patient ja sonst nicht versorgt sein wird. Schauen wir uns doch heute mal kurz die Realität an: Wir leben mittlerweile in einer Zeit, in der es eine ganze Menge arbeitslose Pflegekräfte gibt. Das liegt nicht daran, dass es keine Arbeit für diese Menschen geben würde. Das liegt ganz einfach daran, dass diese Menschen irgendwann für sich entschieden haben, nicht mehr unter den gegebenen Umständen weiterhin in dieser Berufsgruppe arbeiten zu wollen! Ich erinnere mich noch sehr gut an das Jahr 1996. In diesem Jahr begegnete ich durch einen Zufall einem ehemaligen Vorgesetzten (aus meiner Ausbildungszeit) von mir in einem Nachtdienst. Ich fragte ihn: „Was machst du denn hier?" Er antwortete mir: „Ich bin arbeitslos und mache hier mit ein paar Nachtdiensten etwas Geld ..."

Im Jahre 1996 war dies ein Umstand, der bei mir ernsthaft „einschlug". Es war in dieser Zeit noch kaum denkbar, dass es arbeitslose Pflegekräfte geben könnte! Man denke in diesem Zusammenhang nur einmal an den Pflegenotstand zu Beginn der 90er-Jahre. Im Laufe der letzten zehn Jahre hat sich die Zahl von arbeitslosen Pflegekräften enorm vervielfacht. Der Gedanke, dass Menschen in Pflegeberufen „immer noch weitermachen werden" (trotz extrem widriger Umstände), scheint auch heute noch zu bestehen. Ich möchte diese Ansicht hiermit widerlegen: Es gibt im Bereich der Pflegeberufe kaum noch Nachwuchs! Die Bewerberlage in den Krankenhäusern sieht in der heutigen Zeit (gelinde formuliert) beschissen aus! Wir leben mittlerweile in einer Gesellschaft, welche viele Perspektiven bietet. Allerdings wird es in Zukunft wohl kaum noch junge Menschen in unserer Gesellschaft geben, welche sich für einen mäßig bezahlten Beruf entscheiden werden, in dem man viele private Einschränkungen hinnehmen muss, keinen geregelten Lebensrhythmus (durch Schichtdienst) und auch kaum Aufstiegschancen hat.

Ich möchte die Zukunft dieser Berufsgruppe mal ganz simpel formulieren: Diese Berufsgruppe wird in naher Zukunft nahezu aussterben, da sie weder Perspektiven noch Anreize bietet!

An dieser Stelle möchte ich nur mal ein paar Nachteile anführen, die dieser Beruf mit sich bringt. Es sind in erster Linie mit Sicherheit Nachteile, die jeder Beruf mit Schichtdienst mit sich bringt. Viele dieser Punkte treffen auch auf Polizisten, Feuerwehrmänner, Ärzte und andere Berufsgruppen zu.

- keine geregelten Mahlzeiten
- Schlafmangel
- Beziehungsprobleme (sofern der Partner nicht selbst im Schichtdienst tätig ist)
- Dienstpläne, die persönliche Belange zum Teil unmöglich machen (oder komplett in den Hintergrund stellen)
- Hobbys, die aufgrund der Dienstpläne nicht umsetzbar sind
- Weihnachten, Silvester, Ostern oder Geburtstage und Familienfeiern sind Fremdwörter.

Dies ist lediglich ein kleiner Auszug der Nachteile dieser Berufsgruppe. Jeder einzelne dieser Nachteile in dieser Berufsgruppe stellt einen Punkt dar, von dem jeder vernünftige Arzt abraten würde!

Ich möchte an dieser Stelle einmal kurz auf einige dieser Punkte eingehen:

Keine geregelten Mahlzeiten:

Eine feste Zeit für ein Frühstück, ein Mittagessen oder ein Abendbrot ist nicht machbar in dieser Berufsgruppe.

Wie soll man bitte schön eine geregelte Zeit für Mahlzeiten möglich machen, wenn man innerhalb einer Woche „Aufstehzeiten" hat, welche zwischen 04:00 Uhr morgens, 10:00 Uhr vormittags und 18:00 Uhr am Vorabend wechseln? Ein Ding der Unmöglichkeit. (Wer Ideen hat, bitte melden!)

Schlafmangel lässt sich kaum vermeiden, wenn man einen Wechsel von Spät- auf Frühdienst hat. Natürlich hat der Gesetzgeber ganz tolle „Vorschriften" und „Lösungen" für dieses Problem parat! Allerdings lassen sich diese in der Realität kaum umsetzen. Spätestens dann, wenn die ersten Krankmeldungen auf Station reinkommen, ist es oft nicht mehr möglich, sich an solche „Vorgaben" zu halten. Da können wohl auch alle anderen Berufsgruppen mit Schichtdienst „ein Lied von singen".

Persönliche Belange müssen in der Berufsgruppe der Pflegeberufe ohnehin ständig „hintangestellt“ werden. Ein Dienstplan ist eben nur ein DienstPLAN! Dieser Plan geht oft einfach schon nicht mehr auf, wenn sich Kollegen krankmelden. Verabredungen mit Freunden, Pläne für private Unternehmungen etc. müssen dann oft abgesagt werden. Das Gleiche gilt für private Hobbys. Schließlich muss der Laden ja laufen und Patienten versorgt werden. Und es ist nicht möglich, ca. 40 Patienten durch eine examinierte Kraft versorgen zu lassen!

Damit wurde gerade lediglich eine kleine Liste von Nachteilen angesprochen.

Wie soll es also weitergehen?

Der Anfang vom Ende ist bereits heute zu sehen: Nach der Abschaffung der Wehrpflicht vor wenigen Jahren fielen plötzlich Zivildienstleistende in Krankenhäusern und Pflegeeinrichtungen komplett weg. Man mag über die Qualifikation von Zivildienstleistenden gedacht haben, was man wollte, man sollte allerdings nie vergessen, dass es sich dabei um Hilfskräfte handelte, welche zu einem großen Teil eine Arbeitserleichterung darstellten. Ein Teil der damaligen Zivildienstleistenden bestand sogar aus examinierten Pflegekräften. Ich habe nicht verweigert und bin damals dem Militär beigetreten. Ich tat dieses damals aus Überzeugung. Auch ich habe während dieser Zeit (zumindest in einem Teil dieser Zeit) in einem Bundeswehrkrankenhaus meinen Dienst als Krankenpfleger abgeleistet.

In ambulanten Pflegediensten und Pflegeheimen wurde vor einigen Jahren damit begonnen, zum Teil ungelernte sowie unterqualifizierte Arbeitskräfte einzustellen. Hiermit fand der Abbau der Pflegequalität seinen Anfang.

Vergleiche des Ansehens

Nehmen wir uns an dieser Stelle zuerst einmal das Ansehen der Pflegeberufe in Deutschland vor. Die Pflegeberufe „genießen" in Deutschland ein verhältnismäßig übles Ansehen! „Urinkellner", „Scheißeschieber" oder „Bettenmacher" sind nur einige der wenig zutreffenden „Kosenamen" für Pflegeberufe.

Ich persönlich denke, dass der Grund hierfür unter anderem darin liegt, dass im Laufe der letzten Jahrzehnte praktisch keinerlei Öffentlichkeitsarbeit betrieben wurde, durch die die Veränderungen in Pflegeberufen verdeutlicht wurden.

Einem über 80 Jahre alten Patienten, der seine letzte Erfahrung mit einer Krankenschwester gegen Ende des Zweiten Weltkriegs gemacht hat, kann man es im Grunde nicht verübeln, wenn er in der heutigen Zeit denkt, dass eine Krankenschwester in der heutigen Zeit mehr oder weniger die gleichen Aufgaben und die gleiche Qualifikation hat wie damals. Allerdings stehen die Aufgaben einer Krankenschwester in der heutigen Zeit kaum noch in einem Zusammenhang mit denen vor 70 Jahren …!

Blutentnahmen, komplizierte Verbandwechsel, der Umgang mit zentralvenösen Kathetersystemen … alles ehemals ärztliche Aufgaben, die heutzutage von Pflegepersonal übernommen werden.

Um das „Hintergrundwissen" einer Krankenschwester in der heutigen Zeit zu beleuchten, möchte ich hier gerne einmal zwei oder drei Prüfungsfragen für die Abschlussprüfung (zu meiner Zeit!) zum Staatsexamen als Beispiel anführen:

1. Welche Funktion hat das Converting-Enzym im Renin-Angiotensinogen-Aldosteron-Kreislauf?
2. Differenzieren Sie zwischen Thyreoglobulin gebundenem Trijodthyronin und Thyroxin.
3. Bei welchen operativen Eingriffen besteht das Risiko einer Recurrensparese?

Wer an dieser Stelle nur „Bahnhof" versteht, wird vielleicht spätestens jetzt feststellen, dass die Qualifikation von Pflegepersonal in der heutigen Zeit nicht mehr viel mit „Wie schiebe ich korrekt einen Nachttopf unter einen Hintern?" zu tun hat.

Leider muss ich an dieser Stelle auch noch einmal zum Ausdruck bringen, dass die Qualität der Ausbildung im Laufe der letzten zehn Jahre sehr deutlich nachgelassen hat. Diese Beispielfragen können in der heutigen Zeit kaum noch von Auszubildenden beantwortet werden.

Um auch hier wieder ein Beispiel anzuführen:

Ich hatte vor drei Jahren eine Auszubildende, die mir nach knapp drei Jahren Lehrzeit (also kurz vor dem Examen) nicht einmal beantworten konnte, wofür eigentlich die Bauchspeicheldrüse zuständig ist ...!

Schauen wir uns einmal in unseren europäischen Nachbarländern um, müssen wir sehr schnell feststellen, dass Pflegeberufe dort wesentlich angesehener sind als in Deutschland. In Italien ist das Ansehen von Pflegeberufen fast dem des Arztberufes gleichgestellt! Auch die Gehaltsdifferenz zwischen diesen beiden Berufsgruppen ist deutlich kleiner.

In Schweden, Norwegen, in den Niederlanden und in anderen europäischen Ländern sieht es ähnlich aus. In der Bevölkerung genießen Menschen in Pflegeberufen ein wesentlich höheres Ansehen.

Woher kommt aber das in Deutschland bestehende, eher schlechte Ansehen von Pflegeberufen?

Hier spielen viele Faktoren zusammen. Wie bereits vorher schon erwähnt, spielt mit Sicherheit ein Mangel an öffentlicher Aufklärung eine Rolle. Einen weiteren Punkt stellt die Tatsache dar, dass die Pflegeberufe im Vergleich zu vielen anderen Berufsgruppen nur dann in Anspruch genommen werden, wenn es sich absolut nicht vermeiden lässt. Kein Mensch hat ein Problem mit dem Postboten, kein Mensch hat ein Problem mit dem Kassierer im Supermarkt und auch der Handwerker, der das Bad neu macht, wird nicht ungerne gesehen. Eine Krankenschwester oder einen Krankenpfleger nimmt man hingegen nur notgedrungen in Anspruch, wenn sich ein Krankenhausaufenthalt nicht vermeiden lässt.

Allerdings gibt es einen noch wesentlich wichtigeren Faktor: Die nicht vorhandene Möglichkeit, ernsthaft zu streiken.

Bahnangestellte streiken, Piloten streiken, Metaller streiken … Wie sieht es bei den Angehörigen der Pflegeberufe aus?

Ja, sicher hat es in den letzten Jahren ein paar (kaum wahrgenommene) Streiks in den Pflegeberufen gegeben. Zwei davon sind mir in Erinnerung geblieben: Hamburg (zu Beginn der 90er-Jahre) und Berlin (2008).

Nun muss man sich einmal vorstellen, was ein ERNSTHAFTER Streik von Pflegekräften aus Krankenhäusern, Pflegeheimen oder Pflegediensten verursachen würde. Stellen Sie sich vor, Sie haben einen Herzinfarkt, werden in ein Krankenhaus gefahren und in der Notaufnahme befindet sich niemand (außer Patienten)! Lediglich die Information ist besetzt, wo man Ihnen mitteilt, „dass heute nun mal gestreikt wird"!

Oder stellen Sie sich vor, Sie haben nach einem operativen Eingriff eine stärkere Nachblutung, fahren ins Krankenhaus und bekommen zu hören: „Tut uns leid, heute wird gestreikt!"

Ein weiteres schönes Beispiel könnte die Mutter oder Großmutter im Pflegeheim sein, die ihre Medikamente nicht bekommen hat, nichts zu essen und nichts zu trinken auf dem Tisch hat und stuhlverschmiert im Bett liegt.

Was würde daraus resultieren? Keine Medikamente: nicht regulierter Bluthochdruck, vermehrte Ödeme, entgleiste Blutzuckerwerte, Magenbeschwerden … Dies wären noch die GÜNSTIGSTEN Folgen von nicht verabreichten Medikamenten! Dabei lassen wir einmal Erkrankungen wie HIV, Krebs oder Autoimmunerkrankungen außen vor. Weiter: Hunger und Durst. Noch mal weiter:

komplett unakzeptable unhygienische Zustände, welche auch noch zu weiteren körperlichen Schädigungen führen.

Sorry, Streik!

Möchten Sie so etwas für Ihre Angehörigen? Wohl kaum! Auch Sie könnten auf die Straße gehen und sich für eine gute Pflege stark machen. Sehr beachtenswert sehe ich die Tatsache (im negativen Sinne!), dass diese Umstände offensichtlich so uninteressant zu sein scheinen, dass es keine (oder kaum) Menschen in diesem Land auf die Straßen treibt, um dagegen vorzugehen!! Offensichtlich ein deutsches „Kuriosum".

Schon allein die Tatsache, dass kein Mensch solche Konsequenzen für einen Streik in Kauf nehmen würde, sorgt dafür, dass ein ernsthaftes Streiken in Pflegeberufen praktisch unmöglich gemacht wird. Das Übelste an diesem Umstand ist aber nicht die Tatsache, dass ernsthaftes Streiken praktisch unmöglich gemacht wird, sondern dass genau mit diesem Umstand seit vielen Jahren gezielt spekuliert wird. Ich möchte es einmal simpel formulieren: Wenn ich ein Unternehmen habe, in dem sämtliche Angestellte eine ethische Barriere zum Streiken aufgedrückt bekommen, dann muss ich mir keine Sorgen machen und der Laden wird schon mehr oder weniger immer schön weiterlaufen.

Und sollte es dann doch mal nicht so gut laufen, habe ich ja immer noch die Möglichkeit, im Ausland nach Personal zu schauen oder mir unterqualifiziertes Personal zuzulegen. Hauptsache es läuft irgendwie …

Im Prinzip kann man also sagen, dass die Möglichkeit zum Streiken höchstens darin besteht, dies in seiner Freizeit zu tun, und somit nur die Gelegenheit besteht, einen ziemlich kleinen Teil dieser Berufsgruppe bei einem Streik der Öffentlichkeit vor Augen zu führen. Im Vergleich zu anderen Berufsgruppen kommt mit diesem Umstand aber das größte Problem zum Vorschein: Der Streik hat ganz einfach keine Konsequenzen! Es fallen keine lebenswichtigen Operationen aus, es werden keine Menschen in ihren Exkrementen liegen gelassen, es wird niemandem die Dialyse verweigert und es fallen auch keine dringend notwendigen Chemotherapien bei Krebspatienten aus! Der Laden läuft einfach weiter! Irgendwie …

Hier bleiben also keine Flugzeuge am Boden, es fallen keine Bahnen aus und es bleibt praktisch auch sonst keine Arbeit liegen. Wie soll die Öffentlichkeit also ernsthaft etwas von einem solchen Streik mitbekommen?

ABER GENAU DAS, was von Angehörigen und auch von Patienten selbst ständig kritisiert wird (zu wenig Zeit, zu wenig Aufmerksamkeit, zu wenig Fürsorge, zu wenig Betreuung …), entspricht dem ALLTAG und keiner „Streiksituation"!!

Bitte werfen Sie an dieser Stelle noch einmal einen kurzen Blick auf den Titel dieses Buches …

Der soll nicht heißen, dass ich meinen Beruf nicht mag. Ich hasse nur viele Umstände, die dieser mit sich bringt!

Des Weiteren sollte man an dieser Stelle vielleicht einmal einen kurzen Blick auf die Gesamtsituation der Krankenpflege in Deutschland werfen. Selbst innerhalb Deutschlands gibt es mittlerweile deutliche Differenzen in der Pflege. Geografisch kann man im Grunde einen klaren Schnitt zwischen Nord und Süd ziehen. Je weiter es in den Süden geht, desto besser werden die Umstände und die Verhältnisse.

Wie kann das sein? Die Antwort ist ziemlich simpel: Im Süden Deutschlands hat das Land mittlerweile so viele qualifizierte Pflegekräfte an die Nachbarländer (Österreich, Schweiz) verloren, dass es in südlichen Regionen Deutschlands mittlerweile zu einem Einsehen gekommen ist, dass es so nicht mehr weitergehen kann; weder in Bezug auf die gegebenen Umstände (Personalmangel, Unterbezahlung …) noch bezüglich der Perspektive, dass diesem Land weitere qualifizierte Pflegekräfte verloren gehen.

Der Norden Deutschlands „hinkt" diesem Einsehen leider noch deutlich hinterher.

Wenn auch nicht im gleichen Ausmaß, so hat auch der Norden Deutschlands mittlerweile einige Pflegekräfte an Nachbarländer verloren. Tendenz steigend. Wen wundert's? Bessere Arbeitsbedingungen, besseres Gehalt, ein deutlich besseres Ansehen des Berufs …

Was war bislang die Konsequenz daraus? Zu einem Großteil unterqualifizierte Pflegekräfte aus dem Ausland, welche in den meisten Fällen nicht der deutschen Sprache mächtig sind, sollen diese Plätze ausfüllen. Der deutsche Staat (nachzulesen auf der Internetseite des Gesundheitsministeriums, entstanden unter unserem ehemaligen Bundesgesundheitsminister Herrn Bahr) plante, die Berufsgruppen Krankenpflege, Altenpflege und Kinderkrankenpflege in EINEM Beruf zu vereinigen!

Allein schon aufgrund der Tatsache, dass die Qualität dieser einzelnen Berufe im Laufe der letzten Jahre extrem nachgelassen hat, ist dieses Vorhaben wahnsinnig! Hier kommt mal wieder die Realitätsferne derer zum Vorschein, die weit weg von der Praxis sind, diesbezüglich aber Entscheidungen treffen sollen.

Ich habe in dieser Angelegenheit unseren ehemaligen Gesundheitsminister angeschrieben. Daraufhin erhielt ich eine automatisierte Antwort, in der es hieß, dass meine Nachricht an den Gesundheitsminister weitergeleitet worden wäre und ich bei nächster Gelegenheit eine Antwort erhalten würde.

Mittlerweile haben wir einen neuen Gesundheitsminister und ich habe immer noch keine Antwort erhalten! So viel dazu …

*Update: Ich habe für dieses Buch leider wesentlich mehr Zeit gebraucht als geplant! Nun haben wir NOCH einen neuen Gesundheitsminister in der Zwischenzeit (also schon den dritten) …! Dieser hat laut aktueller Presse gerade ganz tolle Ankündigungen gemacht! Wenn man diesen Ankündigungen Glauben schenken darf, werden Pflegekräfte in Zukunft deutlich besser bezahlt und es wird auch mehr Personal geben … Er bat bei seinen Aussagen lediglich um „etwas mehr Zeit“, da auch er keine Wunder wirken könne … Ich bin diesbezüglich sehr gespannt!

Politiker müssen in diesem Land eben leider keinerlei Ahnung von ihrem „Fachgebiet“ haben, in dem sie zuständig sind. Da kann dann auch eine ehemalige Familienministerin mal eben die militärischen Streitkräfte des Landes leiten oder ein Politiker mit angeblichem Studium (welches nie absolviert wurde) hohe Posten übernehmen …

Bevor es jetzt aber zu politisch wird, möchte ich doch noch mal von ein paar Anekdoten aus dem Krankenhausalltag berichten …

Der böse Humor des Lebens

Das Schicksal kann ja so böse sein! Man stelle sich einen Patienten mit einem bösartigen Tumor vor. Im Verlauf seiner Therapie verbringt er bei jedem Zyklus seiner Chemotherapie immer wieder mehrere Tage auf der Station. Nach sämtlichen „Hochs“ und „Tiefs“, die viele Chemotherapien so mit sich bringen, wird der Patient nach einigen Monaten Therapie als geheilt entlassen. Etwas Besseres kann sich ein Krebspatient gar nicht wünschen! Wenige Tage nach der Entlassung musste besagter Patient wieder stationär aufgenommen werden, mit deutlicher Zustandsverschlechterung. Zwei Tage später verstarb dieser Patient praktisch an den Nebenwirkungen seiner Chemotherapie …

Es gibt Momente, in denen glaubt man manchmal, das Schicksal kichern hören zu können. Als ich an einem sonnigen Sommertag gegen Mittag zum Spätdienst kam und (noch in Privatkleidung) den Stationsflur entlangging, sah ich gerade, wie ein Arzt und mehrere Pflegekräfte in diesem Moment einen Patienten reanimierten.

Aus dem Radio des Zimmernachbarn ertönte gerade das Lied „The Final Countdown“. Hierzu muss man wohl keine weiteren Worte mehr verlieren … Die Reanimation verlief übrigens erfolglos.

Ebenfalls unvergesslich werden manche „Spitznamen“ bleiben, welche dem einen oder anderen Patienten im Verlauf gegeben wurden. Da sollte vielleicht die dürre alte Dame genannt werden, welche mitten im Zimmer stand, das Patientenhemd an der Seite zusammengerafft hatte, mir ihren linken Daumen entgegenstreckte mit den Worten: „Hören Sie, ich habe solche Probleme mit dem Stuhlgang!“ Diese Frau hieß fortan in den Übergaben nur noch „die Dame mit dem braunen Daumen“. Bis zu diesem Zeitpunkt waren mir sehr wohl bereits braune Zeige- oder Mittelfinger bekannt aber ein DAUMEN …!?!

„Wünsch' dir was!" ist auch ganz toll

Die Anspruchshaltung von Patienten hat sich in den letzten Jahren extrem verändert. Teilweise bekommt man das Gefühl, dass manche Patienten ihren Krankenhausaufenthalt als ein Wunschkonzert betrachten. Nicht selten kommt es mittlerweile vor, dass Patienten (allen Ernstes!) anfangen, mit den Ärzten zu feilschen, wenn sie bei der Visite mitgeteilt bekommen, dass ihre Therapie erfolgreich abgeschlossen ist und sie am nächsten Tag entlassen werden sollen. Da kommen doch tatsächlich so königliche Argumente wie z. B.: „Herr Doktor, morgen passt mir das aber gar nicht mit der Entlassung! Ich bin ja gar nicht zum Einkaufen gekommen und habe nichts zu essen im Haus. Also das Wochenende würde ich schon noch gerne hierbleiben!"

Ich warte noch auf einen Arzt, der in einer solchen Situation antwortet: „Aber gerne doch! Wir werden Sie gerne noch ein bisschen bewirten und haben auch kein Problem damit, dieses Bett noch ein paar Tage für einen Menschen zu blockieren, der wirklich krank ist …!"

Probleme, die der Job so mit sich bringt …

Fiese Gerüche

„Fiese" Gerüche gehören in einem Krankenhaus zum Alltag. Wer jetzt denkt, dass mit Stuhlgang, Urin oder Erbrochenem schon die Krönung der üblen Gerüche erreicht wäre, hat in seinem Leben noch nicht das „Vergnügen" gehabt, den Geruch eines exulzerierenden Tumors (ein Tumor, der nach außen wächst) in die Nase zu bekommen.

Im Laufe der Jahre haben wir immer wieder neue Versuche gestartet, um diese extremen Gerüche zumindest „halbwegs" erträglich zu machen. Schalen mit frisch gemahlenem Kaffee im Zimmer, elektrische Duftlampen (mit Duftölen bestückt) und so weiter. Allerdings haben diese Aktionen den Umstand entweder zum Teil verschlimmert oder aber kaum für Besserung oder Erleichterung gesorgt.

Es gibt diesbezüglich einfach Dinge, an die man sich (trotz aller Häufigkeit) niemals gewöhnen kann. Letztlich sollte man immer bedenken: Auch wir sind nur Menschen!

Kindergarten!

Eine Besonderheit, für die ich wenig bis gar kein Verständnis habe, sind die von mir gerne genannten „Kindergartensituationen“. Hierbei handelt es sich um Situationen, in denen zwei erwachsene (meist im fortgeschrittenen Alter) Patienten in einem Zimmer liegen und einer dieser Patienten klingelt, mit dem Anliegen: „Machen Sie bitte das Fenster zu!“ Auf dem Weg zum Fenster sagt der Mitpatient: „Nein, lassen Sie bloß das Fenster auf! Das wird mir sonst zu stickig hier!“ Dann geht der Kindergartendialog los: „Ständig wollen Sie das Fenster aufhaben! Herr Pfleger, sagen Sie doch auch mal was dazu! Das wird doch zu kalt hier!“

„Frau Müller, Sie scheinen ja ein echtes Problem mit Frischluft zu haben!“

„Frau Schulz, es sind schon viele Menschen erfroren, aber erstunken ist noch niemand!“

Ich möchte an dieser Stelle betonen, dass in dieser Situation keiner der Patienten zu diesem Zeitpunkt unter Luftnot gelitten hat!

Man bedenke bei diesen Dialogen, dass es sich hier um erwachsene Menschen handelt. Nun wird in einer solchen Situation von mir erwartet, dass ich mich auf eine Seite schlage und dann eine entsprechende Entscheidung treffe.

Sorry! Das kann wohl kaum Teil meines Jobs sein. Ich bin für medizinische Versorgung zuständig, aber kein Kindergärtner. In dieser Situation merke ich dann gerne Folgendes an: „Entschuldigung, aber Sie sind zwei erwachsene Menschen. Ich bin absolut überzeugt davon, dass Sie beide in der Lage sein werden, dieses gravierende Problem gänzlich ohne mein Dazutun zu lösen!“

Zusammenprall der Kulturen

Eine Situation, für die ich absolut kein Verständnis habe, nenne ich gerne „Kulturcrash".

Vielen Patienten geht es körperlich oft ziemlich schlecht. Die meisten Menschen möchten einfach ihre Ruhe haben, wenn es ihnen schlecht geht. Leider ist bei einem Zusammentreffen verschiedener Kulturen sehr häufig kein Verständnis für diesen Umstand vorhanden! In orientalischen Regionen scheint es Standard zu sein, dass ein kranker Mensch praktisch DEN GANZEN TAG von sehr vielen Angehörigen besucht wird. Angefangen bei den kleinsten Enkeln über die Kinder bis hin zu Eltern und Großeltern erscheinen die Besucher oft zeitgleich zu Besuch. Dabei wird auf die Mitpatienten im gleichen Zimmer keine Rücksicht genommen!

Sehr häufig gab es wegen dieses Umstandes schon massive Beschwerden bei uns. Wir haben dann versucht, eine Regel einzuführen, welche dafür sorgen sollte, dass maximal zwei Personen zur gleichen Zeit zu Besuch kommen dürfen. Bis heute wurde diese Regel immer wieder ignoriert und in teilweise unverschämter Art umgangen.

Ich persönlich könnte mir auch nicht wirklich vorstellen, in einem Krankenhaus zu genesen, wenn mein Zimmernachbar den ganzen Tag ununterbrochen viele Personen zu Besuch hat, welche die ganze Zeit in einer mir vollkommen fremden Sprache (zumeist sehr laut) sprechen.

Bei den Versuchen, diesen Besuchern unsere Regeln nahezubringen, stößt man meist entweder auf Ignoranz oder heftiges Unverständnis. Auch das Ende der Besuchszeit wird oftmals nicht akzeptiert oder ignoriert und muss manchmal durch das Hinzuziehen des Security-Dienstes beendet werden.

Nicht selten durfte ich mich in Situationen, in denen ich höflich auf das Ende der Besuchszeiten hingewiesen habe oder auf Bitte eines Patienten um etwas mehr Ruhe gebeten habe, als „Nazi“ oder in anderer entgleister Form verbal titulieren lassen.

Ach ja, „Security-Dienst“! Das ist auch etwas, was ich vor 15 Jahren keinem Menschen geglaubt hätte, wenn er mir das in Bezug auf Krankenhäuser vorhergesagt hätte …

Dieses Beispiel existiert schon seit vielen Jahren und hat immer wieder für teilweise gravierende Probleme gesorgt.

Mittlerweile haben wir aber eine ganze Menge neuer Probleme hinzubekommen.

In diesem Zusammenhang könnte man die seit 2015 bestehende „Flüchtlingskrise“ nennen.

Auch hier wird wieder deutlich, wie sich der „Zusammenprall“ von vollkommen unterschiedlichen Kulturen auswirkt. Die (in den letzten Jahrzehnten kaum vorhandenen) Fälle von Erkrankungen wie z. B. offener TBC haben in den letzten knapp fünf Jahren extrem zugenommen. Auch (in Deutschland fast ausgestorbene) Erkrankungen wie Scabies (Krätze) und andere Erkrankungen sind seit Beginn der massenhaften Aufnahme von Flüchtlingen wieder massiv auf dem Vormarsch.

Solche Feststellungen müssen bei aller „Political Correctness“ als Faktum angesehen werden. Da kann man sich (wenn man auch nur ein bisschen Strom auf dem Hirn hat!) nicht gut hinstellen und behaupten, dass es „damit“ nichts zu tun hat!

Zu diesem „unbeliebten Thema“ möchte ich auch noch eine andere kleine Anmerkung machen:

Hätte mir ein Mensch noch vor zehn Jahren erzählt, dass es in den Jahren 2016 und 2017 in meiner Berufsgruppe einmal Fortbildungen geben würde, mit der Thematik „Gewalt in der Pflege“, hätte ich mir vermutlich kopfschüttelnd mit dem Finger an die Stirn getippt. Leider nimmt das Angebot solcher Fortbildungen absolut berechtigt zu.

Erinnerungen …

Während meiner Ausbildung habe ich ein paar sehr „einprägsame" Erlebnisse gehabt. Einige davon waren wirklich „erinnerungswürdig" und zum Teil komisch. Ich werde zum Beispiel folgende Situationen niemals vergessen:

„Sex in der Badewanne"

Während meiner Ausbildung hatte ich unter anderem einen Einsatz auf einer Neurochirurgie. Einer der Schwerpunkte dieser Abteilung war die Behandlung (operativ) von Bandscheibenvorfällen. Schon zu dieser Zeit wurden operierte Bandscheibenvorfälle sehr frühzeitig mobilisiert. Eines Tages kam die Ehefrau eines Patienten zu mir und fragte mich, ob sie ihrem Mann nicht beim Baden behilflich sein könne. Ich antwortete ihr: „Selbstverständlich! Sie können ihm gerne behilflich sein. Es spricht nichts dagegen und ich kann mir kaum vorstellen, dass er ein Bad nach den letzten Tagen nicht genießen würde."

Zu dieser Zeit gab es ein Badezimmer mit Badewanne auf Station. In diesem Badezimmer gab es einen Hängeschrank, in dem sich unter anderem Wunddesinfektionsmittel befanden. Ein solches Wunddesinfektionsmittel benötigte ich kurze Zeit später. Also betrat ich dieses Badezimmer … Was ich dann vorfand, war folgende Situation:

Die Badewanne befand sich in etwa in der Mitte des Raumes. Der Hängeschrank (an den ich gelangen musste) befand sich an der hinteren Wand. Als ich den Raum betrat, sah ich, dass sich sowohl der Patient wie auch seine Ehefrau in der Badewanne befanden und mit „rhythmischen Bewegungen" das Wasser zum Überlaufen brachten!

Zu diesem Zeitpunkt war ich (man bedenke die Zeit!) gerade 18 Jahre alt geworden. Ich tat in dieser Situation einfach mal so, als wenn ich nichts gesehen hätte. Ich ging an dieser Badewanne vorbei zu dem Schrank und nahm mir, was ich brauchte. Danach drehte ich mich um und verließ den Raum.

Die Erinnerung an diese Situation belustigte mich noch einige Wochen lang …

„Jetzt können Sie mich stechen!“

Ziemlich zur gleichen Zeit hatte ich folgendes Erlebnis:

Zu dieser Zeit war es noch üblich, dass fast alle Patienten zwei Mal täglich eine Heparinspritze gegen Thrombose bekommen haben. Ich hatte eine Patientin (etwa Anfang 30), welche in einem Einzelzimmer lag. Kurz vor Ende eines Spätdienstes betrat ich ihr Zimmer, um ihr ihre Antithrombosespritze zu verabreichen. Als ich ihr sagte, dass ich ihr noch ihre Spritze geben wolle, antwortete sie mir: „Gerne!“ Unter ihrer Decke hatte sie lediglich ein durchsichtiges „Höschen“ an, sonst nichts! Sie schlug die Decke zur Seite und sagte (mit einem Grinsen im Gesicht): „Jetzt können Sie mich stechen!“

Solche Erlebnisse vergisst man nicht. Auch nach etwa 25 Jahren erinnert man sich noch an solche Erlebnisse …

Fragwürdige Entwicklungen in der Medizin

Ich möchte noch eine kleine Anmerkung zu einem „medizinischen Fortschritt“ machen, welcher sich „PEG-“ oder „PEJ-Sonde“ nennt und Menschen eine Möglichkeit geben soll (zum Teil auch ohne deren Willen/Einverständnis), ernährt zu werden.

Diese Möglichkeit der Ernährung kann durchaus sinnvoll sein, wenn es eine Perspektive gibt, dass es vorübergehend ist. Ansonsten möchte ich darauf hinweisen, dass es sich bei dieser Form von „Ernährungsmöglichkeit“ um eine Art Zwangsernährung handelt!

Man sollte sich vielleicht ganz einfach mal den ganz natürlichen Verlauf des Lebens vor Augen halten. Die Natur zeigt immer wieder ganz klare Abläufe. Dies ist auch bei der Vorbereitung auf das Sterben gültig. Dabei gibt es keine Unterschiede zwischen Mensch und Tier. Wenn ein Tier sein Ende nahen fühlt, zieht es sich zurück und hört auf zu essen. Bei einem Menschen ist das (in fortgeschrittenem Alter) nicht anders.

Durch das Legen einer PEG- oder PEJ-Sonde kann die Ernährung (oft zwangsweise) fortgesetzt werden.

Nicht selten befinden sich Patienten in einem Zustand, welcher eine Einwilligung zu dieser Maßnahme nicht möglich macht. Dann treten oft Angehörige mit einer Patientenverfügung oder einer Vorsorgevollmacht auf, die dann diesbezüglich eine Entscheidung treffen sollen und ihre Unterschrift für den Eingriff geben sollen.

Auf der einen Seite beschwert man sich seit Jahren darüber, dass es „Masttiere“ gibt und dass es unmenschlich ist, Tiere „mit Zwang zu ernähren“, um sie fett zu bekommen. Auf der anderen Seite macht man mittlerweile teilweise mit Menschen nichts anderes. Hierzu sollte sich jeder seine eigenen Gedanken machen und sich sehr genau überlegen, ob man seine Zustimmung für ein solches Unterfangen (für einen Angehörigen) geben sollte! Ganz besonders bei sehr alten kranken Menschen empfinde ich es als äußerst fragwürdig, auf diese Weise ein Leben künstlich zu verlängern …

Wenn ein Mensch im Alter von über 90 Jahren sich seit knapp zehn Jahren nicht mehr von seiner Wohnzimmercouch zur Toilette begeben hat, welchen Sinn ergibt dann noch eine Hüftprothese?? Dieser Mensch hat wohl kaum eine positive Perspektive, in Zukunft wieder selbstständig seine Toilette aufzusuchen.

Desgleichen ist es sicher zweifelhaft, einem Menschen über eine entsprechende Sonde Nahrung aufzuzwingen, wenn die Natur schon aufzeigt, dass es „in Richtung Ende“ geht!

Ein unvergesslicher Anruf von der Polizei

Eines Abends klingelte das Stationstelefon. Es meldete sich eine Polizistin und gab an, dass eine Anzeige gegen das Krankenhaus eingegangen sei. Auf Nachfrage wurde folgende Situation geschildert: Der Sohn einer älteren Patientin habe seine Mutter auf unserer Station besucht und im Anschluss an diesen Besuch ein Besucher-WC aufgesucht. Nach der Nutzung des WCs bekam der Herr ein „unangenehmes Gefühl". Die Polizistin erklärte weiter, dass sie auf ihrem Dienstcomputer eine E-Mail erhalten hatte, die diesen Vorfall schilderte und mit mehreren Fotos im Anhang versehen war. Weiter erzählte die Polizistin, dass es sich bei diesen Fotos um Bilder eines wunden, leicht blutigen Darmausgangs handelte, die der Herr selbst mit seinem Handy gemacht hatte. Das Argument dieses Herrn lautete, er habe den hochgradigen Verdacht, dass in unserem Krankenhaus verätztes Klopapier in Umlauf gebracht worden sei! Es könnte sich vielleicht auch um einen Anschlag handeln …

Das einzig „Ätzende", was sich auf diesem WC befand (und auch noch befindet), ist eine Flasche mit einem Flächendesinfektionsmittel zur Desinfektion der Toilettenbrille. Übrigens befindet sich neben der Toilette auch eine ausführliche, bebilderte Gebrauchsanweisung dazu. Man könnte mit diesem Desinfektionsmittel theoretisch auch andere Dinge machen, muss man aber nicht …

Ich habe da mal so meine Vermutungen, wie es wohl zu „Verätzungen" gekommen sein könnte … Auf die Idee, SOLCHE Bilder an eine Polizeidienststelle zu verschicken, muss man aber auch erst einmal (vermutlich „gedankenverloren") kommen.

Patienten und die Politik

Vor einigen Wochen klingelte ein Patient im Nachtdienst zu später Stunde. Als ich das Zimmer betrat, schaute der Patient gerade eine politische Debatte im Fernsehen. Auf meine Nachfrage, was ich denn für ihn tun könne, bekam ich folgende Antwort: „Ich versuche gerade den Leuten im Fernsehen zu erklären, wie das jetzt mit der neuen Doppelspitze der SPD ablaufen wird – und jetzt liege ich hier vollgeschissen in einem nassen Bett!“ Ich konnte es mir in diesem Moment nicht verkneifen, den Patienten zu fragen, ob er mir mit diesem Zusammenhang seine Einstellung zur SPD erläutern wolle oder ob es keinen Zusammenhang zwischen diesen beiden Punkten gebe.

Ich bekam nur ein ziemlich wirres Grinsen als Antwort.

Und dann kam Corona …

Es ist ja nun nicht so, dass wir in den letzten 30 Jahren keine Ausbrüche von einigen fiesen Viren gehabt hätten. Da diese Thematik zurzeit in den Medien von morgens bis abends breitgetreten wird, möchte ich an dieser Stelle nur wenige Beispiele nennen: Norovirus, H5N1 (Vogelgrippe), Influenza A und B, Sommergrippe, SARS und einige mehr.

Die meisten dieser Viren kosten nicht wenigen alten Menschen jedes Jahr das Leben. So weit also erst einmal nichts Besonderes. Nun erreichte uns mit einem großen „Knall" das Coronavirus. Wenn man den aktuellen (und offensichtlich noch sehr lückenhaften) Informationen aus der Forschung folgt, dann handelt es sich bei dem Coronavirus um ein wirklich ganz besonders fieses Virus. Wirklich viel ist bislang noch nicht bekannt. Da folgt fast täglich eine Hiobsbotschaft auf die andere. Erst handelt es sich um eine reine Tröpfcheninfektion, dann ist es „wahrscheinlich" auch eine Schmierinfektion. Mundschutz und Gesichtsmasken wurden als wirkungslos erklärt, dann folgte die Einführung der Pflicht zum Tragen von solchen.

Die wohl bislang schlimmste Nachricht besagt, dass das Virus nicht temperaturabhängig sein soll. Bei den üblichen Viren, wie z. B. Noro oder Influenza, handelt es sich um typische „Winterviren". Im Sommer hat man in aller Regel Ruhe vor ihnen und man kann die grassierende Zeit in etwa abschätzen. Im Krankenhaus macht sich dies sehr deutlich am Arbeitsaufwand bemerkbar, da jeder betroffene Patient (für gewöhnlich eben in den Wintermonaten) isoliert werden muss und der Arbeitsaufwand mit jedem weiteren Isolationszimmer steigt. Im Winter 2018 hatten wir eine sehr heftige Welle mit Influenzainfektionen. Auch diese wurde von vielen älteren Patienten nicht überlebt. In besagtem Winter war meine Station zu gut 60 Prozent mit Isolationspatienten ausgelastet.

Nun schleicht sich aber ein vollkommen neuer Aspekt ein.

Das Coronavirus ändert mit seiner Temperaturunabhängigkeit alles! Im Vergleich zu allen anderen vorher genannten Viren ändert das Coronavirus aber auch in Bezug auf zahlreiche andere Aspekte viel. Wir erleben zurzeit viele Einschnitte im Leben. Angefangen bei den Ausgangsbeschränkungen bis hin zu finanziellen Einbußen. Der Aktienmarkt fährt Achterbahn, kleine und mittelgroße Unternehmen müssen zurzeit um ihre Zukunft bangen. Gesellschaftliche Zusammenkünfte in Bars oder Kneipen sind vorerst vorbei. Für nicht wenige Menschen spielen solche Zusammenkünfte tatsächlich eine wirklich wichtige Rolle in unserem Land. Für viele Menschen stellen diese Kontaktmöglichkeiten die einzige Verbindung zur Außenwelt dar.

Über Wochen gab es bestimmte Lebensmittel nicht mehr (Nudeln, Reis etc.). Die Krönung war und ist das Toilettenpapier! Aktuell gibt es in meinem Discounter in Woche Nummer drei nicht EINE EINZIGE Rolle Toilettenpapier!!

Zumindest nicht zu den Zeiten, in denen es mir meine Dienstzeiten erlauben, einkaufen zu gehen.

Da muss ich mich doch ernsthaft fragen: Was stimmt eigentlich mit meinen Mitmenschen nicht??

Gab es irgendwelche Nachrichten, von denen ich etwas nicht mitbekommen habe? Gab es Informationen, welche besagten, dass man sich durch das Coronavirus totscheißen würde? Gab es vielleicht sogar Informationen, dass Toilettenpapier eine Infektion heilen könnte? Vielleicht sollte ich an dieser Stelle einfach mal erwähnen, dass meine Station mittlerweile zu einem Corona-Epizentrum erkoren wurde. Soll heißen: Ich arbeite NUR NOCH mit coronapositiven Patienten! Nun denn … Vielleicht muss man ja auch kein Klopapier haben. Vielen Dank dafür! Wohl dem, der jetzt einen Arsch voll Klopapier sein Eigen nennen darf.

Und plötzlich sind wir „Helden“!

Es ist im Grunde eigentlich nicht wirklich nachvollziehbar. Mit einem Mal steht meine Berufsgruppe im Fokus! Politik und Medien „bejubeln“ uns als Helden. Auf Balkonen wird geklatscht und musiziert. Wir machen aktuell nichts anderes als sonst auch! Wir sind sonst im Alltag genauso solchen Risiken ausgesetzt! MRSA, ESBL, Noro, Influenza, TBC, VRE, HIV, Hepatitis. Da hat all die Jahre kein Schwein danach gefragt! Plötzlich heißt es, wir bräuchten mehr Anerkennung. Wir gehören zu den „Helden“ der Krise.

Sorry, aber ich kann auf Applaus und Gesang (vor allem gegen 21:00 Uhr, wo es keiner aus unserer Branche mitbekommt, da zu dieser Zeit auch der Spätdienst noch keinen Dienstschluss hat) sehr wohl verzichten! Ich glaube nicht, dass ich mir im nächsten Sommer ein Eis davon kaufen kann.

Vielleicht konnte dieses Buch bei dem einen oder anderen Leser ja für einen neuen Blickwinkel für unseren Job sorgen.

In diesem Sinne …

Bleiben Sie gesund!